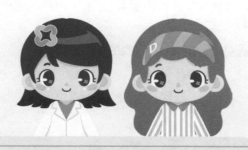

子宫内膜异位症
子宫腺肌病

你想了解的问题都在这儿

段 华 ◎ 主编

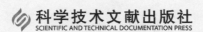

科学技术文献出版社
SCIENTIFIC AND TECHNICAL DOCUMENTATION PRESS

·北京·

图书在版编目（CIP）数据

子宫内膜异位症　子宫腺肌病：你想了解的问题都在这儿 / 段华主编. —北京：科学技术文献出版社，2022.12（2024.4重印）
ISBN 978-7-5189-9739-8

Ⅰ.①子… Ⅱ.①段… Ⅲ.①子宫内膜异位症—诊疗 ②子宫疾病—诊疗 Ⅳ.① R711.71 ② R711.74

中国版本图书馆 CIP 数据核字（2022）第 203203 号

子宫内膜异位症　子宫腺肌病：你想了解的问题都在这儿

策划编辑：袁婴婴　　责任编辑：帅莎莎　袁婴婴　　责任校对：张吲哚　　责任出版：张志平

出　版　者	科学技术文献出版社	
地　　　址	北京市复兴路15号　　邮编　100038	
编　务　部	(010) 58882938，58882087（传真）	
发　行　部	(010) 58882868，58882870（传真）	
邮　购　部	(010) 58882873	
官方网址	www.stdp.com.cn	
发　行　者	科学技术文献出版社发行　全国各地新华书店经销	
印　刷　者	北京虎彩文化传播有限公司	
版　　　次	2022 年 12 月第 1 版　2024 年 4 月第 3 次印刷	
开　　　本	710×1000　1/16	
字　　　数	115千	
印　　　张	13	
书　　　号	ISBN 978-7-5189-9739-8	
定　　　价	68.00元	

▶▶▶ 编委会 ◀◀◀

序

关爱女性健康、减少疾病伤害是助力健康中国的重要环节。随着我国生育政策的调整，三孩政策放开之后，子宫内膜异位症和子宫腺肌病的发病率也随之增高，而国内外对这类疾病还没有彻底治愈的方法，只能对该病进行长期管理，以此控制疾病进一步发展。在临床上，我发现很多患者对子宫内膜异位症和子宫腺肌病的认识严重不足，缺乏基本的疾病常识，导致有些患者未能得到及时的治疗和控制，为此深感对这类疾病进行科普至关重要。

由段华教授主编的《子宫内膜异位症 子宫腺肌病：你想了解的问题都在这儿》深度且透彻地讲解了这类疾病的病因、临床表现、诊断、治疗、疾病管理及预防等内容，全书采取一问一答并辅以漫画形式解析了该类疾病患者迫切想知道的问题。语言简单易懂，由繁化简，既避开了学术语言的晦涩难懂，又细致详实地阐述了这类疾病的医学知识，对广大女性朋友了解此类疾病非常有帮助。

　　我相信，此书作为子宫内膜异位症和子宫腺肌病患者的健康宝典，将全面指导广大女性朋友对疾病的理解，加强疾病防控意识，提升健康管理能力，为守护家庭，守护生活，守护健康保驾护航。非常期待本书的出版！

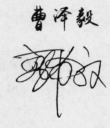

曹泽毅

前　言

　　子宫内膜异位症和子宫腺肌病是常见的妇科疾病，也是生育年龄女性的多发疾病。数据表明，有大约 10% ～ 15% 的育龄妇女因患该类疾病而饱受疼痛（包括慢性盆腔痛、腰酸、下腹坠胀痛及性生活疼痛）、不孕不育、月经失调或盆腔结节包块等的折磨。但遗憾的是，迄今为止，国内外对该类疾病的发病原因和致病机制并不完全清楚，也缺乏根治性治疗手段和预防方法，因而需要做到及早发现、及时治疗并有效干预，对于减轻痛苦和不适症状、减缓病情发展、防止盆腔内器官粘连和促进生育等有十分重要的意义。

　　我作为"人民日报健康号"平台首批入站的健康科普专家和长期从事妇产科临床一线的医生，多次受邀主讲子宫内膜异位症与子宫腺肌病相关科普知识，在与患者互动的环节中深刻体会到很多女性朋友因为缺乏基本的妇科疾病防治常识，或者对疾病的认识存在误区，深受延误诊断和最佳治疗时机带来的困苦，长期承受由于疼痛、不孕症，以及重复手术带来的严重身心创伤，深感编纂出版一部有关子宫内膜异位症相关的科普书籍，对于众多患者及女性朋友来讲，全面了解与疾病有关的科普知识，做到早发现、早诊断、早治疗，并配合医生做好疾病的预防控制和长期管理，改善和提高患者生活质量不仅十分迫切，更是十分必要。

　　鉴于上述情况，我们组织国内多位临床医学专家编纂了《子宫内膜异位症　子宫腺肌病：你想了解的问题都在这儿》一书。以科普的方式，通俗易懂的语言并辅以漫画的形式，让广大读者及患者可以从对疾病的认知、病因和致病因素的了解、早期诊断与治疗、预防复发和长期管理等几个方面，全面了解子宫内膜异位症和子宫腺肌病的基础知识、早期识别、手术与药物治疗，以及如何预防复发和进行长期管理等很多大家关心关注的问题，适合广大女性朋友、患者朋友、临床医生和对此类疾病有兴趣的读者朋友们阅读学习。

　　希望本书的出版发行，可以为广大患者提供与疾病相关的知识及保健方法，帮助患者配合医生治疗并做好对疾病的有效管理，使她们能够更好地抵御和减少疾病带来的痛苦与伤害。

段华

2022.10.10

注　意

　　医学是一门不断变化和发展的学科，随着新的研究成果和临床经验的积累，人类在医学领域的认知也在不断拓展，尤其在手术和药物治疗等方面，作者和出版人员已尽力反复审核，尽可能的确保信息准确、完整、公认。特别提示，本书中所提到的治疗方法、药物及不良反应并非适用于所有人，每个人情况不尽相同，请务必在医生的指导下进行治疗和用药，切勿自行用药。本书不承担任何因阅读或使用书中的内容而引起的责任。

目　录

第 1 篇　子宫内膜异位症

子宫内膜异位症简介与发病情况

子宫内膜异位症的助孕治疗

（一）子宫内膜异位症对生育的影响

子宫内膜异位症的手术治疗

子宫内膜异位症的药物治疗

子宫内膜异位症是容易复发的疾病

第 2 篇　子宫腺肌病

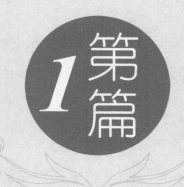

第1篇

子宫内膜异位症

子宫内膜异位症简介与发病情况

1. 什么是子宫内膜异位症?

　　子宫内膜异位症，是指生长在子宫腔里的内膜"跑"（异位）到了子宫腔以外的部位生长并引起身体相应的不适症状，简称内异症。

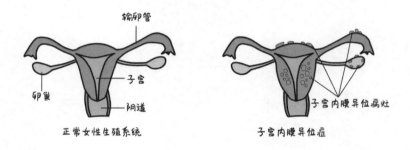

正常女性生殖系统　　　　　　子宫内膜异位症

　　如果把子宫比喻成一个梨，子宫内膜就是梨核里的"梨籽"。在卵巢激素作用下，这些"梨籽"每个月生长并一次性排出，如同子宫内膜剥脱形成月经。如果梨核里的"梨籽"跑到梨核以外的地方，即子宫内膜异位到身体的其他部位，就是子宫内膜异位症。

　　临床研究发现，子宫内膜最常异位的位置是盆腔和腹腔，也就是我们常说的"小肚子"，这里的器官包括子宫、输卵管、卵巢、子宫韧带、腹膜、肠管、膀胱和输尿管等，子宫内膜异位种植到这些器官上就会生长并且身体会产生相应的不适症状。例如，子宫内膜异位到卵巢上称为卵巢子宫内膜异位症，形成的囊肿叫卵巢子宫内膜异位囊肿，俗称卵巢巧克力囊肿；子宫内膜异位到子宫肌层可使子宫的体积增大，形成子宫腺肌病；如果异位到腹膜上则出现盆腔子宫内膜异位症。不仅如此，子宫内膜还可能异位到膀胱、输尿管、直肠、剖宫产腹壁切口、会阴切口及鼻腔黏膜等部位。

总之，子宫内膜异位症是一种可能涉及全身多个部位并且可能产生多种不适症状的疾病。

" 2. 哪些人容易罹患子宫内膜异位症？ "

流行病学调查显示，生育年龄是子宫内膜异位症的高发年龄段，大约 70% 的子宫内膜异位症患者年龄分布在 25 ～ 45 岁，也就是说这个年龄段的女性是子宫内膜异位症的高发人群。

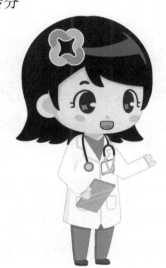

机体免疫功能低下的女性更容易罹患子宫内膜异位症。对于免疫功能正常的女性，体内强大的免疫系统可以适时清除异位的子宫内膜。但是，对于免疫功能低下的女性，体内的防御功能与清除异位内膜的能力减弱，就可能使异位的子宫内膜生长，发展成为子宫内膜异位症。

子宫内膜异位症还具有家族遗传倾向，患者一级亲属发病率显著高于普通人群。也就是说，如果母亲罹患子宫内膜异位症，则女儿的患病风险比无家族史的人群高出 7 倍。因此，对于母亲或姐妹有子宫内膜异位症病史的女性，更应警惕子宫内膜异位症的发生。

3. 什么原因会导致子宫内膜异位症？

目前为止，导致子宫内膜异位症的原因还不清楚，可能与以下因素有关。

（1）遗传因素：研究发现，遗传因素可能参与子宫内膜异位症的发生，有家族遗传史的人更容易发病。

（2）经血逆流：正常情况下，月经期子宫内膜会随着经血排出体外；但有时经血也会沿着输卵管逆向流入盆腔和腹腔，这时，混杂在经血中的子宫内膜可能在盆腔腹膜和腹腔内器官上种植并生长，形成盆腔子宫内膜异位症。

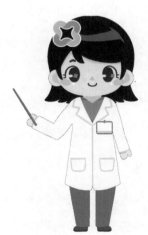

现实中，70%～90%的妇女都可能有经血逆流进入盆腔和腹腔的情况，一些先天性生殖道发育畸形如阴道闭锁、阴道横隔、宫颈畸形等患者，经血逆流的情况更为常见，但是，并非有经血逆流的女性都会发生子宫内膜异位症。

（3）淋巴及静脉播散：子宫内膜也可以通过淋巴及静脉向远处播散，发生异位种植，如肺、四肢皮肤、肌肉等发生的子宫内膜异位症，可能与内膜通过血行和淋巴播散有关。

（4）医源性因素：剖宫产术后或阴道分娩后，腹壁切口或会阴切口发生的子宫内膜异位症，可能是子宫内膜在切口上种植所致。而多次人工流产、多次刮宫等手术操作，也会使子宫内膜种植到子宫肌层，增加子宫内膜异位症和子宫腺肌病的风险。

（5）免疫因素：子宫内膜异位症与某些自身免疫性疾病如系统性红斑狼疮有关。在进行不孕不育抗体系列检查时，子宫内膜抗体阳性率高达70%～80%。自身免疫功能低下时患病风险增加。

（6）炎症因素：子宫内膜异位症患者腹腔液中巨噬细胞、炎性细胞因子、生长因子、促血管生成物质等增加，会出现与炎症相似的临床症状。

总之，引起子宫内膜异位症的病因很多，目前为止，全世界依然不清楚该病发生的具体机制，因此，该病又被称为"谜"一样的疾病。

4. 子宫内膜异位症对人体有什么影响？

　　患有子宫内膜异位症的女性，大约 50% 有痛经的表现，同时还可能会伴有下腹痛及腰骶部疼痛。轻度痛经可能不影响日常生活，口服止痛药即可缓解。严重痛经则可能出现下腹疼痛不止、坐卧不宁等症状，并伴有腰部酸痛、面色苍白、冷汗淋漓、四肢厥冷、呕吐、腹泻或肛门坠胀等症状，有时采用止痛措施症状仍无明显缓解，必须卧床休息，严重影响了患者的日常生活、工作和学习。

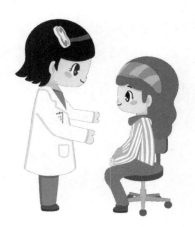

　　异位到卵巢的子宫内膜异位囊肿有可能使患者的卵巢功能下降。文献报道，罹患卵巢子宫内膜异位症的患者，大约 25% 可能有排卵障碍，40% 出现不孕。同时，随着免疫功能的降低和疾病的不断进展，大约 27% 的患者会出现性生活疼痛，15% ～ 25% 的患者可出现经期延长等问题。

5. 子宫内膜异位症常发生在身体的哪些部位？

子宫内膜可以异位并侵犯到身体的任何部位，最常见的部位是盆腔和腹腔内的器官或组织，如腹膜表面、卵巢、子宫、直肠子宫陷凹、膀胱等。有时，子宫内膜也会异位到手术的切口部位如剖宫产腹壁切口部位、会阴侧切部位等。少数情况下可能会异位到输尿管、肾脏、直肠、肺部、鼻腔黏膜等重要脏器或组织。

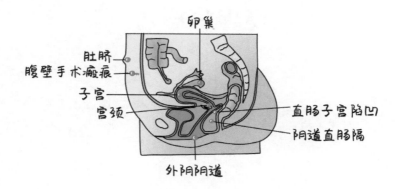

正是由于异位的子宫内膜可以侵犯到盆腔腹膜和盆腔内器官的每一个部位，所以子宫内膜异位症又被形象地称为"盆腔内的沙尘暴"。可以认为，子宫内膜异位症是一种以侵犯盆腔腹膜和器官为主，同时也可能侵犯身体其他多个部位的全身性疾病。

6. 子宫内膜异位症和卵巢巧克力囊肿是不是一回事？

子宫内膜异位症和卵巢巧克力囊肿可以说是一回事，但是又不能将两者完全等同。子宫内膜异位症是子宫内膜异位到子宫腔以外的身体不同部位并产生临床症状的统称，而卵巢巧克力囊肿只是子宫内膜异位症的一种病理类型。

卵巢巧克力囊肿是子宫内膜种植在卵巢内形成的一种病变。异位内膜可以种植于全身各处，如卵巢、盆腔腹膜、宫颈、输尿管、肺、腹壁、肾、乳腺等，但卵巢是最容易被侵犯的器官，所以，卵巢巧克力囊肿也是子宫内膜异位症患者最常见的表现。异位于卵巢的内膜组织在雌激素的作用下像正常子宫内膜一样出现周期性生长、脱落，久而久之在卵巢内形成一个或多个出血性囊肿，且每次月经时囊肿都会较前次增大一些。囊肿内的陈旧性积血在体温的作用下，颜色逐渐变深，似巧克力样黏稠糊状，故得名卵巢巧克力囊肿。

卵巢巧克力囊肿是"肿块"，而不是"肿瘤"，可以随着月经周期逐渐增大，有时会在经期或经后发生破裂，虽然也有癌变的风险，但其发生癌变的风险不高，不必太过紧张。

虽然，卵巢巧克力囊肿初期只是小型囊肿，但如果拖延不去检查和治疗，也会在每次月经来潮前后出现剧烈腹痛的症状，且呈渐进性加重，给患者身心健康带来负担和伤害。

7. 子宫内膜异位症会"波及"全身吗？

子宫内膜异位症是一种可能侵犯全身器官，但一般情况下并不会危及生命的疾病。因为子宫内膜异位症是好发于生育年龄的妇科常见疾病，在组织学上呈现良性疾病的表现。也就是说，形成子宫内膜异位症的源头组织是良性的，但是可以有类似恶性肿瘤生物学的行为。就好比一个人，本性是善良的，但是也可能做些坏事。

子宫内膜异位症容易出现种植、远处转移及侵袭性生长等生物学行为，这些都是恶性肿瘤的特性，而且异位的内膜可以种植到全身的各个部位，如卵巢、盆腔腹膜、宫颈、输尿管、肺、腹壁、肾、乳腺等。异位的内膜病灶会随着周期性月经来潮而逐渐增大，并出现相应的临床表现。

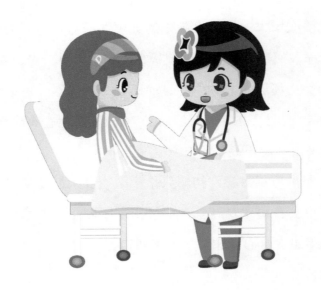

因此，子宫内膜异位症是一种可能"波及"全身的疾病，但是并非是恶性肿瘤，也不是危及生命的疾病。

8. Ⅰ～Ⅳ期子宫内膜异位症是什么意思?

Ⅰ～Ⅳ期子宫内膜异位症是临床上对子宫内膜异位症病变程度进行评价的手术分期指标，也是国内外诊断子宫内膜异位症病变程度的统一标准。

疾病的分期对疾病不同期别采取何种治疗方法、判断疗效与评价预后转归具有至关重要的作用。临床上对疾病的评估通常包括疾病的自然史、病变浸润的深度、症状的严重性，以及受累器官的破坏程度等方面，子宫内膜异位症的手术分期正是反映病变严重程度、指导临床治疗、预测患者预后的重要评价指标。

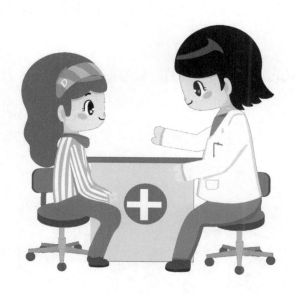

　　我国目前采用的是美国生育学会（American Fertility Society，AFS）提出的子宫内膜异位症修正分期法。该分期法可以对疾病进行全面的描述，并将各参数量化，用于准确评估病变程度，设置判断分期的分数。子宫内膜异位症的分期需要在手术时进行。医生需要在术中详细观察并对异位内膜种植的部位、范围、与周围器官的关系，以及粘连程度进行量化、打分，以此划分病变的期别。

　　该标准根据总体得分把病变分为 4 期：Ⅰ期（1～5分）；Ⅱ期（6～15分）；Ⅲ期（16～40分）；Ⅳ期（>40分）。期别越高，说明病变的范围越广，粘连越严重，病情越重。分期法也有利于指导选择治疗方案，评价各种治疗方法的疗效，并有助于判断预后。

9. 月经期同房，会得子宫内膜异位症吗？

月经期同房会增加子宫内膜异位症患病的风险。月经期性生活会引起子宫的强烈收缩，增加经血逆流机会；同时，月经期机体处于免疫力低下状态，更会增加子宫内膜异位症的发病风险。

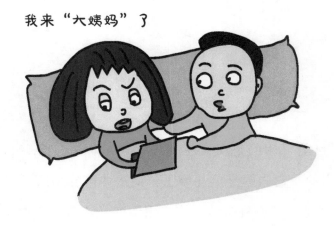

我来"大姨妈"了

不仅如此，月经期子宫颈口开放，性生活时，外来细菌容易经子宫颈管进入子宫腔进而再进入女性的盆腔和腹腔内，引发一系列妇科炎症，如子宫内膜炎、输卵管炎、盆腔炎等，不仅会造成下腹疼痛、腰酸、下腹坠胀等，甚至会导致不孕症。

炎症可能造成盆腔局部微环境免疫功能下降，促使异位子宫内膜种植、生长，促进子宫内膜异位症发病。医生建议，月经期应避免性生活，注意经期卫生，保持心情顺畅和充足睡眠。

10. 没有性生活史的女性也会得子宫内膜异位症吗？

是的。

没有性生活也有罹患子宫内膜异位症的可能，性生活不是子宫内膜异位症发病的唯一原因。研究发现，月经期剧烈活动可能导致经血逆流进入盆腔或腹腔，对于免疫功能低下的人群，或子宫内膜具有异位生长基因的人群，均有可能引发子宫内膜在盆腔或腹腔异位种植生长，导致子宫内膜异位症病发。

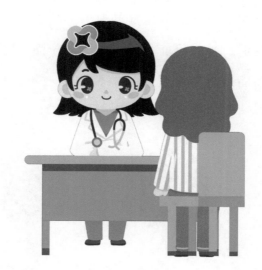

此外，生殖器官发育异常，如阴道闭锁、阴道斜隔等畸形会增加经血逆流的发生率，也会增加子宫内膜异位症发病的风险。

临床研究发现，在生育年龄（婚后）诊断为子宫内膜异位症的患者中，大约 2/3 的人在 20 岁之前就已经有痛经症状（即青春期已经患上子宫内膜异位症，只是没有及时诊断出而已）；而在青春期因为痛经到医院就诊的患者中，大约62%被诊断为子宫内膜异位症，被确诊的患者多数是没有性生活史的。因此，对于没有性生活史但是有明显痛经的患者，也应及时到医院检查，以便早期诊断子宫内膜异位症，早期进行治疗。

> **11.** 每次月经期痛经都很严重，但B超检查没有发现囊肿，会是子宫内膜异位症吗？

月经期疼痛是子宫内膜异位症的典型症状之一，即使B超检查没有发现卵巢囊肿，也有可能是子宫内膜异位。痛经是大多数子宫内膜异位症患者的临床表现，但并不是唯一的表现。痛经发生的原因不同，对应的疾病也会有所不同。

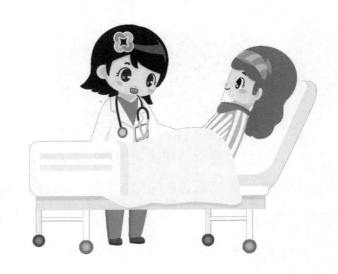

痛经在临床上分为原发性痛经和继发性痛经，前者常始于月经初潮和初潮后不久，可能与子宫的位置、月经期的情绪等有关；而后者则是由疾病所致，如子宫内膜异位症、子宫腺肌病、盆腔炎、子宫肌瘤，宫内节育器等也可能导致继发性痛经。

传统的观念认为，痛经是女性月经期的正常情况。近年来，对痛经机制的研究发现，痛经患者的经血和子宫内膜中含有高浓度的前列腺素类物质，可强烈收缩子宫平滑肌，引起痛经；与此同时，子宫平滑肌的强烈收缩还会引起经血逆流进入盆腔和腹腔，增加子宫内膜异位症的患病风险。

因此，女性朋友出现痛经的时候不应视其为正常现象，应积极到医院就诊，查明原因，避免延误子宫内膜异位症、子宫腺肌病等疾病的早期诊断。

12. 做过 3 次流产但还没有生孩子，会得子宫内膜异位症吗？

这样的情况有罹患子宫内膜异位症的风险。但需要根据身体的不适症状，到医院检查后才能确诊。

人工流产是通过手术终止妊娠的方法，是对机体有创伤的操作。研究发现，有过 1 ～ 2 次人工流产手术史的女性罹患子宫内膜异位症的风险比没有人工流产手术史的女性更大；而有过 3 次或 3 次以上人工流产手术史的女性，罹患子宫内膜异位症的风险是没有人工流产手术史女性的 7.8 倍。可见，做人工流产手术的次数越多，罹患子宫内膜异位症的风险越大。

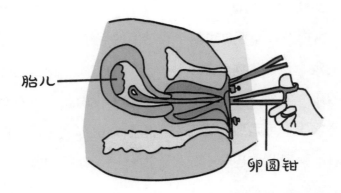

胎儿

卵圆钳

不仅是人工流产手术，其他妇科手术如刮宫手术、剖宫产手术、子宫肌瘤剔除术等也有引起子宫内膜异位症的风险。

提倡已婚女性，做好生育计划及避孕措施，尽量减少计划外怀孕，避免人工流产手术，特别是多次人工流产、刮宫手术。

13. 做过剖宫产、1 次人工流产，现在痛经很厉害，会得子宫内膜异位症吗？

这种情况有可能罹患子宫内膜异位症。对于已婚、有生育史的妇女，特别是做过人工流产、剖宫产手术的女性，更容易增加罹患子宫内膜异位症的风险。

人工流产、剖宫产手术都是有创伤的操作，手术时子宫腔里的内膜可能会随着手术切口"跑"到子宫肌肉或子宫腔以外的部位，这些内膜一旦在子宫腔以外的手术切口部位种植、生长，就会产生子宫内膜异位症的症状。

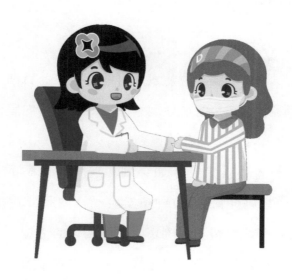

　　疼痛是子宫内膜异位症的常见症状之一。子宫内膜异位症所致的疼痛可以出现在月经来潮前后或月经期间，也就是大家所说的痛经，表现为下腹部坠胀，伴有腰酸或乏力等其他不适症状；也可以表现为长期的慢性下腹部不适，如下腹隐痛、坠胀、腰酸、乏力、烦躁易怒及注意力不集中等，严重影响生活质量。

　　已婚生育女性出现痛经症状或痛经症状呈进行性加重、疼痛发作需要服用止痛药物来止痛等情况时，需要与其他妇科疾病相鉴别，如子宫腺肌病、盆腔炎症、子宫肌瘤或子宫内膜息肉、宫腔粘连与宫颈狭窄、生殖道畸形及盆腔淤血综合征等疾病。

　　出现上述相似症状的患者，应及时到医院就诊，以明确诊断并按医嘱进行治疗。

14. 顺产或剖宫产与子宫内膜异位症的发生都有关联吗?

分娩方式与子宫内膜异位症发病可能有关联。目前关于子宫内膜异位症的病因之一就是医源性因素,医源性子宫内膜异位症主要与子宫内膜的异位种植学说有关。

在医生进行各类诊疗操作如穿刺、刮宫、手术等过程中,由于手术所造成的子宫内膜异位种植发生子宫内膜异位症的概率为1%～2%。自然分娩时行会阴侧切或会阴裂伤的部位,也可能形成子宫内膜异位种植而发生子宫内膜异位症。文献报道,自然分娩时会阴部位发生子宫内膜异位症的概率大约为0.87人/万。

近年来,由于孕妇营养过剩或其他原因,巨大胎儿数量增多,自然分娩时会阴侧切的人数或会阴撕裂的发生率有所增加,因此会阴部位子宫内膜异位症的发生率也呈上升趋势。

同样,在进行剖宫产手术时,子宫腔里的内膜组织也可能会"跑"到腹壁切口部位种植、生长,形成腹壁子宫内膜异位症。据调查结

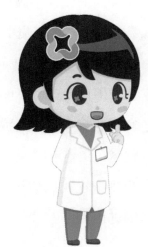

果，腹壁切口子宫内膜异位症的发生率为 0.05% ～ 0.49%，近年来，随着剖宫产率升高，腹壁切口子宫内膜异位症发生率也呈上升趋势。

> ## 15.36 岁，经常下腹疼痛已诊断为盆腔炎，会发展为子宫内膜异位症吗？

盆腔炎症与子宫内膜异位症都会有下腹疼痛的症状，两者可以独立存在，也可以同时存在，需要到医院进行相应检查才能明确诊断。

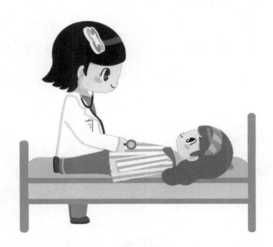

盆腔炎性疾病是女性上生殖道感染性疾病，包括子宫内膜炎、输卵管炎、输卵管卵巢炎及盆腔腹膜炎。炎症可以局限在一个部位，也可同时累及多个部位，以输卵管炎、输卵管卵巢炎最为常见。

盆腔炎多发生在性活跃的生育期女性，盆腔炎如果未能及时、彻底治疗，可能导致盆腔组织的粘连、不孕症、慢性盆腔疼痛，并且这种症状可能反复发作等。

子宫内膜异位症也会出现与盆腔炎症相似的症状，但是两者的发病原因不同，需要到医院进行相应的检查后才能明确诊断。

"16. 患有子宫内膜异位症，会遗传给我的2个女儿吗？"

子宫内膜异位症有遗传倾向，直系亲属之间可能增加发病风险。

迄今为止，子宫内膜异位症的发病原因并不十分清楚。但是，已经发现子宫内膜异位症具有一定的家族聚集性。子宫内膜异位症患者一级亲属的发病风险是无家族史者的 7 倍；单卵双胎姐妹中一方患有子宫内膜异位症时，另一方的发病风险高达 75%；家族中已有子宫内膜异位症患者的人群与普通家族人群相比，罹患重症子宫内膜异位症的风险高达 60%。

一级亲属是指父母、子女及兄弟姐妹。上述患者有很大风险会遗传给自己的女儿。

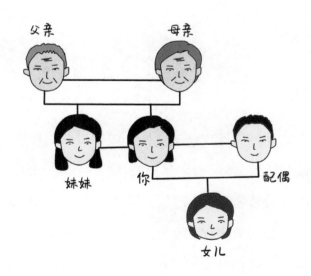

17. 平时总熬夜会不会患上子宫内膜异位症?

熬夜与子宫内膜异位症发病没有直接关系,但是长期熬夜会使人体免疫系统功能下降,引发各类疾病。

长期熬夜可使机体的免疫功能减弱。这是因为正常情况下,人体生理反射的节律和昼夜交替是一致的,而控制人体生物钟的基因和免疫细胞的功能又是密切相关的。长期熬夜可能引起人体的生物钟发生紊乱,机体免疫系统的抗病能力也就会随之减弱。

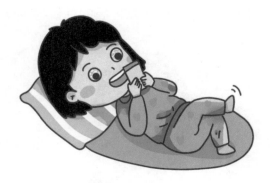

不仅如此,机体免疫系统的平衡被破坏,可能导致自身免疫监视及免疫杀伤细胞的作用减弱,进而不能有效清除异位到子宫腔以外的内膜组织,引发子宫内膜异位症。

与此同时,不良的生活习惯还会导致多种慢性非传染性疾病的发生,子宫内膜异位症也属于慢性非传染性疾病。因此,建立良好的生活习惯、规律的作息和健康的生活方式对保持机体免疫系统的平衡至关重要。

18. 经常生气的人是不是容易患子宫内膜异位症?

　　生气的释义是因不合心意而不愉快、怒由心生，怒伤肝伤全身，经常生气是百病之源。

　　生气与子宫内膜异位症发病没有直接关系，但生气容易导致下丘脑 - 垂体 - 肾上腺轴失衡，引起体内内分泌激素分泌波动。激素波动，特别是雌激素在局部水平的升高，可能为子宫腔以外的异位子宫内膜生长提供条件，进而形成由炎症、血管生成和内分泌信号主导的复杂动态环境，促进异位子宫内膜的种植与生长。

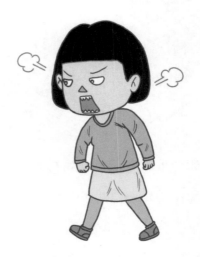

　　从疾病预防的角度来讲，提倡健康的生活方式，保持身心愉快，均衡饮食，规律作息，是保持身体健康的前提。

"19. 已经绝经的人还会得子宫内膜异位症吗?"

绝经期不会罹患子宫内膜异位症，但是，绝经前曾经诊断为子宫内膜异位症的患者，绝经后有复发可能。

目前已知，子宫内膜异位症是一种雌激素依赖性疾病，与卵巢功能状态有密切关系。绝经时卵巢合成雌激素会减少或缺失，体内雌激素水平降低，可以在很大程度上缓解子宫内膜异位症引起的症状并阻止异位症病灶的生长。但是，当绝经期女性发生下列情况时，可能会激活体内原有的异位内膜病灶。

（1）绝经期接受激素替代治疗的人群，即绝经后长期服用雌激素或长期服用具有雌激素效应的保健品。

（2）长期服用与激素相关的药物如他莫昔芬（乳腺癌手术后服用的一种选择性雌激素受体调节剂）。

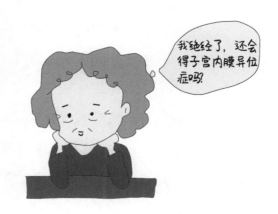

我绝经了，还会得子宫内膜异位症吗?

（3）能够使体内雌激素增高的疾病，如卵巢肿瘤、肾上腺肿瘤等。

总之，绝经期是各类妇科疾病的高发时期，提倡定期进行健康查体；绝经前已经患有子宫内膜异位症的患者，更不能放松警惕，需要加强随访，以避免疾病复发给身体带来危害。

"20. 子宫内膜异位症会变成癌吗？"

子宫内膜异位症属于一种良性疾病，但是有癌变的风险，主要癌变部位在卵巢，癌变率为 0.5% ～ 1%，称为子宫内膜异位症相关卵巢癌。

一般情况下，阴道直肠隔、腹膜和会阴切口等处的异位子宫内膜病灶较少癌变。目前研究表明，多种因素可能导致子宫内膜异位症发生癌变，包括遗传改变、激素影响、氧化应激和炎症等，但是具体机制尚不清楚。一般而言，发生癌变的子宫内膜异位症患者发病年龄较大，即使发生癌变其期别也较早，及时手术也能取得比较好的治疗效果。因此，对于子宫内膜异位症相关卵巢癌，治疗的关键是早发现、早诊断、早治疗，这样预后会更好。

特别提醒： 对于已经明确诊断为子宫内膜异位症的患者，如果出现以下这些症状和体征，需要考虑有癌变的风险：①围绝经期或绝经后疼痛的节律发生改变。②血清 CA125 水平过高（200 U/L 以上），并已排除炎症和子宫腺肌病。③卵巢囊肿体积过大，生长过快，直径＞ 10 cm。④影像学检查发现卵巢囊肿内部呈实性或乳头状结构，彩超检查发现病灶血流丰富，并且血流阻力低。

因此，子宫内膜异位症患者，一定要定期检查，接受对疾病的长期随访和长期管理。

子宫内膜异位症疼痛、结节包块与异常出血

21. 子宫内膜异位症有什么表现?

子宫内膜异位症的典型症状是疼痛、不孕和结节包块。

（1）疼痛是大多数患者最突出的不适症状，大约 70% ～ 80% 的患者有不同程度的下腹疼痛，包括痛经、慢性盆腔疼痛、下腹坠痛、性生活疼痛、肛门痛与排便痛等，少数患者疼痛的表现更为多样，无固定模式，又被称为"非特异性疼痛综合征"。

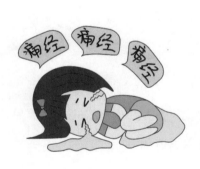
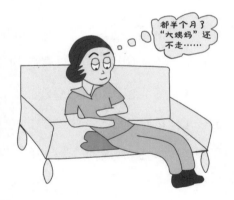

子宫内膜异位症疼痛的类型取决于病灶侵犯的部位和病灶周围各类炎症因子、细胞因子等对周围组织、神经的影响。疼痛的程度也因个体的承受能力而异。

以痛经为主的患者，疼痛通常发生在月经来潮前 24 ～ 48 小时，疼痛呈进行性加重（一次比一次严重），在月经来潮时减轻，或持

续至月经干净，痛经严重的患者有时需要服用止痛药物；青少年子宫内膜异位症患者多数表现为下腹痛或全腹痛，没有周期性的特点；病灶在直肠子宫陷凹部位或直肠阴道隔、子宫骶韧带部位的患者，通常表现为性生活疼痛。这与病灶导致侵犯部位的组织张力增加、触发病灶部位炎性因子刺激周围神经产生疼痛有关。

除此以外，对于有剖宫产手术史或会阴侧切手术史的患者，一旦子宫内膜异位到腹壁切口或会阴切口部位生长，也会产生疼痛，并且这种疼痛会随着月经周期呈现出周期性且逐渐加重的下腹部或会阴部疼痛。随着病灶的增大，在这些部位还可能触及具有痛感的病灶结节。

（2）不孕是子宫内膜异位症患者的又一常见症状。临床研究发现，20% ～ 40% 的不孕症是由子宫内膜异位症导致的，并且，子宫内膜异位症的病变程度越严重，患者患不孕症的比例越高。除此以外，子宫内膜异位症患者发生子宫内膜息肉的比例也更高。

（3）结节包块也是子宫内膜异位症患者的常见症状。这是由异位的子宫内膜生长、剥脱形成的异位病灶集聚所致。例如，最常见的卵巢巧克力囊肿就是子宫内膜异位到卵巢并在卵巢组织内逐渐生长、集聚、增大形成包块（囊性肿物）；当然，如果子宫内膜异位至膀胱，有可能会形成膀胱子宫内膜异位病灶，这种病灶可能刺激膀胱出现排尿疼痛和排尿频繁的症状，有时还会有肉眼血尿；如果子宫内膜异位至输尿管，病灶形成的结节可能堵塞输尿管，出现腰痛或肾盂积水等症状。

由于子宫内膜异位症是一种可能侵犯全身各个部位的疾病，因此，依据病灶侵犯生长的部位不同，其临床表现也各有不同，如有些患者以疼痛（主要是痛经）为主要症状，有些患者表现为月经量增多、经期延长、月经淋漓不尽、经前点滴出血等。

总之，子宫内膜异位症的各种症状对患者的生活质量和身心健康都会造成明显的消极影响。

22. 子宫内膜异位症需要做哪些检查？

子宫内膜异位症需要进行一系列专科检查，并结合患者症状，经过汇总分析后才能做出明确诊断。

（1）妇科检查：医生在进行妇科检查时，根据患者的不适症状，了解子宫位置、大小、活动度、是否有压痛；子宫两侧旁组织是否有增厚、压痛；双侧卵巢是否可以触及，如可触及应了解卵巢大小、质地、活动度、边界是否清晰及与子宫的关系等。对于可疑深部浸润型子宫内膜异位病灶，还应注意子宫骶韧带、主韧带是否增厚，直肠子宫陷凹是否有触痛结节等。这些都是协助诊断子宫内膜异位症的重要征象，同时也是判断病变严重程度和盆腔是否有粘连的参考依据。

（2）影像学检查：

1）B超检查：是对盆腔内正常器官和病变组织进行扫描检查

的基本方法，也是首选的影像学检查方法。可以经腹部、阴道或直肠进行检查。

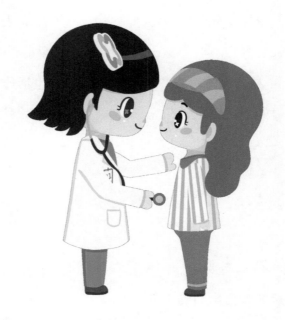

2）盆腔 MRI：有助于从多个层面了解盆腔内的情况，特别是子宫与卵巢内的病变，以及病变的范围和结构，通常在 B 超检查不能确定病灶情况或盆腔内病变比较复杂时，医生会酌情选择 MRI 检查。

（3）实验室检查：包括与子宫内膜异位症密切相关的肿瘤标志物，如血清 CA125、CA199 水平等，必要时还可以增加与癌变相关的指标，如血清 CEA、HE4 等，以及与卵巢功能相关的检查指标。

总之，要根据疾病诊断的需要，由医生酌情选择检查方式。

23. 自查可以发现子宫内膜异位症吗？

自我检查可以发现子宫内膜异位症的迹象，但其不能作为确诊子宫内膜异位症的诊断依据。

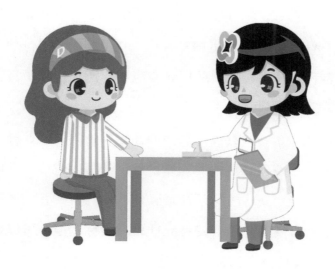

子宫内膜异位症的典型症状是痛经（包括性生活疼痛、慢性盆腔痛、腰酸、下腹坠胀等）、不孕症和盆腹腔包块，患者可以感知到这些症状。因为，个体对疼痛或不适的反应不同，不同个体感受同一种疾病及疾病的分期也不同，所以，并不是所有患者都会出现典型症状。即使出现上述典型症状，也需要经过专科医生进行妇科检查、必要的影像学检查和实验室检查等才能明确诊断。

特别提醒：不要依据症状与他人类比，自己盲目做出诊断，以免误诊误治。出现不适症状应该及时寻求医生的帮助，以便及早发现疾病，及早进行干预治疗。

24. 子宫内膜异位症是肿瘤吗？为什么要检查肿瘤标志物？

子宫内膜异位症是良性病变，但是有恶性肿瘤生物学行为，常累及肠管、泌尿系统等，并且具有癌变的风险，又被称为"良性癌"。

血清 CA125 是一种糖蛋白复合物，在子宫内膜异位症患者血清中会有一定程度升高，特别是在病变范围广泛、合并子宫腺肌病的患者中会升高。

不仅如此，在一些炎症性疾病如盆腔炎、胰腺炎、肝炎等疾病中也会升高。在许多恶性肿瘤如卵巢癌、子宫内膜癌、乳腺癌、肺癌和肠癌等都会升高。因此，以血清 CA125 为首的系列肿瘤标志物检测并不是子宫内膜异位症的特异性诊断指标，但是可以作为诊断和了解病变程度的参考指标。

子宫内膜异位症是具有恶性肿瘤生物学行为的良性疾病，是可能发生癌变的疾病，在进行诊断与鉴别诊断时，需要进行肿瘤标志物检查。

25. 体检时 B 超发现卵巢囊肿，是否可以诊断为子宫内膜异位症？

对于体检发现的卵巢囊肿，不能立即确诊为卵巢子宫内膜异位症（卵巢巧克力囊肿）。

体检发现的卵巢囊肿，应结合影像学（B 超）特征进行分析，如囊肿大小、回声、周围血流情况等，以鉴别是卵巢生理性囊肿（增大的卵泡、黄体囊肿），还是病理性囊肿（即卵巢子宫内膜异位囊肿，又称卵巢巧克力囊肿）。此外，还需要结合患者的年龄与症状、既往是否有与卵巢囊肿相关的病史等进行综合分析。

卵巢是女性易发生肿瘤的器官，卵巢肿瘤在组织学上又有多种类型，不同的卵巢肿瘤需要采取的治疗方法也不相同。

因此，对 B 超发现的卵巢囊肿还应结合患者的具体情况进行分析，结合妇科检查和相关的实验室检查，才能做出临床诊断。

26. 近 2 年有痛经的表现，B 超检查无异常，查血清 CA125 水平升高，有子宫内膜异位症的可能吗？

针对年轻患者，有痛经表现，并且血清 CA125 水平升高，首先怀疑患有子宫内膜异位症，但也可能是盆腔炎性疾病等。

子宫内膜异位症可以波及盆腔所有器官甚至全身，病变波及卵巢形成卵巢巧克力囊肿，但是，没有卵巢囊肿也不能排除子宫内膜异位症。

研究表明，侵犯到腹膜的子宫内膜异位症发病率更高，更容易"逃脱"B超的检测。B超对腹膜型子宫内膜异位症的诊断率较低，腹腔镜检查才是发现盆腔子宫内膜异位症的"火眼金睛"。腹腔镜手术不仅可以发现子宫内膜异位症，还可以切除病灶，病理检查后明确诊断。同时，腹腔镜手术时可以鉴别其他疾病（如盆腔炎性疾病等），并对病变进行同步治疗。

由此可见，正确诊断子宫内膜异位症，既需要依据临床症状判断，还需要结合疾病特点进行全面分析。

27. 体检的时候发现卵巢囊肿，血清 CA125、CA199 水平都升高,是卵巢巧克力囊肿吗?

有可能是，但需要进行全面检查后才能做出诊断和鉴别诊断。

无痛经、不孕相关症状的卵巢囊肿，特别是合并血清 CA125 水平升高，应该考虑子宫内膜异位症，特别是对于生育年龄的患者。

文献报道，大约 60% 的卵巢巧克力囊肿是通过体检时的 B 超检查发现的,并且不是所有的卵巢巧克力囊肿都会伴有痛经症状。因此,对于体检发现的卵巢囊肿还应具体分析其相关指标，如囊肿内部回声，是否含有细密光点或絮状回声，囊肿内壁是否光滑，周围是否有血流信号等。因此，对于体检发现的异常情况，建议到医院相应专科就诊，结合病史和相关辅助检查明确诊断。

28. 子宫内膜异位症一定会有痛经吗?

子宫内膜异位症患者并非都会有痛经症状。

痛经是子宫内膜异位症患者典型的临床症状，大约 60% ～ 70% 的子宫内膜异位症患者会出现痛经症状，并且痛经症状随着月经周期呈进行性加重（随着月经来潮痛经症状一次比一次加重）。但是，子宫内膜异位症患者的痛经症状不仅仅是指月经来潮时的疼痛，还有可能表现为月经来潮前后的疼痛、性生活疼痛、慢性盆腔痛，以及腰酸和下腹部的不适等症状。

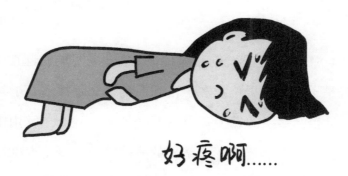

好疼啊......

疼痛的感觉因人而异，对于子宫内膜异位症而言，痛经或下腹部不适的程度与疾病严重程度并不一致。例如，有些患者卵巢巧克力囊肿体积很大，但疼痛症状并不严重，甚至毫无痛感；而有些患者病灶或囊肿并不大，但痛经或盆腔疼痛的症状却非常严重，每次月经期都需要吃止痛药物，甚至止痛药物都不能奏效，这种情况就需要及时到医院进行检查，明确诊断并进行相应治疗。

29. 性生活时有疼痛是怎么回事儿？

性生活时疼痛原因很多，笼统划分可以有三大类：各类疾病（主要是生殖系统疾病）、器官功能障碍、精神心理因素等原因。

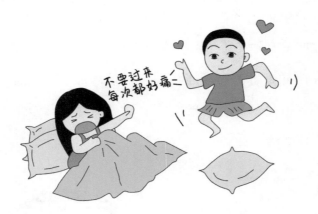

（1）疾病引起疼痛有很多种情况，最常见的引起性生活疼痛的疾病就是子宫内膜异位症和子宫腺肌病，文献报道，子宫内膜异位症患者性生活疼痛的发生率为 30% ～ 40%。这与子宫内膜异位症病灶部位接近阴道后穹隆形成坚硬的病灶结节，侵犯周围神经，或者形成盆腔炎症及周围组织的粘连，使子宫处于后倾位置等有关。当性生活时，上述病灶部位或受到牵拉，或被直接触及，或触发子宫收缩等都可能引起疼痛。

其他生殖系统疾病还包括生殖系统的炎性疾病、生殖道发育异常（畸形）、各类生殖道肿瘤等。

（2）器官功能障碍也有很多种情况，最常见的如子宫位置极度后（前）倾后（前）屈致经血排出不畅，所谓"不通则痛"；又如女性绝经期或其他原因所致卵巢功能衰退引起的体内雌激素水平降低，都有可能引起性生活时疼痛。

（3）对精神心理因素引起的性生活疼痛也比较复杂，需要明确原因，进行心理疏导和相关治疗。

因此，对于有性生活疼痛症状的患者建议及时到医院就诊，明确病因并进行相应治疗。

30. 只要有痛经就能诊断子宫内膜异位症吗？

不是的，痛经并非都是子宫内膜异位症所致。

痛经是常见的一类妇科症状，指的是发生在月经前、月经后或月经期间的下腹部不适症状，可以表现为疼痛、坠胀，伴有腰酸或其他不适，分为原发性痛经和继发性痛经。

原发性痛经者占痛经患者的 90% 以上，是指经检查没有生殖器官的器质性病变，属于功能性痛经，通常发生在月经期开始或月经来潮后 6 ~ 24 小时。原发性痛经的发病原因尚不清楚，可能与激素分泌增加导致子宫收缩异常、痛觉中枢神经敏感化有关。

继发性痛经往往与盆腔器官的器质性病变有关，如子宫内膜异位症、子宫腺肌病、子宫肌瘤、盆腔炎性疾病或放置宫内节育器等，常在月经初潮后数年发生，50% 以上的子宫内膜异位症患者会出现继发性痛经症状。

因此，对于有痛经症状的患者，需要根据详细的病史和相关检查结果，在医生综合判断后才能做出诊断。

31. 痛经很厉害并且有肛门坠胀痛是怎么回事儿？

痛经合并肛门坠胀痛，应首先考虑子宫内膜异位症的可能。当深部子宫内膜异位病灶累及子宫后部的韧带（骶韧带）或肠道（直肠、乙状结肠）时，随着病灶部位周期性出血，异位的子宫内膜组织释放大量前列腺素（PG），诱发炎症反应，使存在病灶的部位高度充血水肿和出血，产生大量致痛类物质，刺激周围神经末梢感受器而引起疼痛。通常，这种疼痛发生在月经前期或月经后，患者感到肛门坠痛，尤其在大便通过直肠时疼痛难忍。若病灶围绕肠管，还可能造成肠腔狭窄，出现里急后重及大便梗阻等症状。

当然，明确诊断也应通过检查排除其他引起肛门坠胀不适的原因。

32. 月经前下腹痛或月经后下腹痛与子宫内膜异位症有关系吗?

    月经前或月经后出现下腹痛是与月经密切相关的周期性疼痛的表现,出现这种情况,需要高度怀疑子宫内膜异位症或子宫腺肌病。

    子宫内膜异位症的病灶可能累及盆腔各个器官,除了常见的子宫肌层、卵巢,还会种植在盆腔其他部位,如腹膜、骶韧带、直肠阴道隔、阴道后穹隆、输尿管、膀胱及结直肠等盆腔深部的部位,称为深部浸润型子宫内膜异位症。

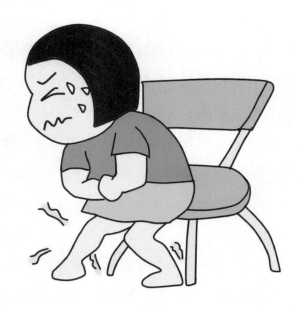

    子宫内膜异位症的特征性表现就是逐渐加重的慢性盆腔疼痛,包括严重的痛经、性生活疼痛;有些患者的痛经也可以由月经期发

展至非月经期，即不来月经时也会出现下腹疼痛、腰酸下腹坠胀等不适，影响患者的生活质量，这种疼痛不仅与子宫内膜异位症病灶的分布有关，还可能与子宫内膜异位症病灶对盆腔内神经的侵犯有关。

与月经相关的下腹疼痛首先考虑是由子宫内膜异位症所致，应及时到医院就诊以明确诊断。

33. 每次来月经都会腹痛，连下肢都会一起痛，是什么原因？

上述情况可能与子宫内膜异位症有关。因为子宫内膜组织可以游走离开子宫腔异位种植在身体的任何部位，当游走的子宫内膜在身体的其他部位生长、浸润、周期性出血并导致慢性炎症反应时，有可能使病灶周围神经末梢异常生长，引发相应部位的疼痛。当病灶累及消化道时有可能出现腹胀、腹痛、肠道痉挛；病灶累及呼吸道（肺、支气管），可能会出现胸痛、肩部疼痛；病灶累及肌肉、骨骼，可能表现为肢体周期性疼痛。深部子宫内膜异位症病灶侵犯坐骨神经，还会出现坐骨神经痛；子宫内膜异位症病灶位于子宫下部的骶韧带及阴道直肠隔时，疼痛可能会向臀部、会阴及下肢放射，出现月经来潮前后相应部位的疼痛或不适症状。

　　尽管产生疼痛的原因很多，但是，与月经周期相关的腹部疼痛，均有子宫内膜异位症所致的可能，需要经过相关检查才能对引起疼痛的原因进行明确诊断。

> ## 34. 发现双侧卵巢巧克力囊肿 1 年，但是近半年痛经痛得不行，该怎么办？

　　既往有子宫内膜异位囊肿（卵巢巧克力囊肿）病史的患者，经过治疗痛经症状消失，再次出现痛经并且症状进行性加重时，首先应考虑子宫内膜异位症病灶复发。

　　出现这种情况，应该尽快到医院就诊。医生会根据病史、辅助检查（如彩超等）做出初步诊断。是否为子宫内膜异位症或疾病复发，需要对双侧卵巢形态、大小进行评估，如发现囊肿复发或者卵巢内有超声影像学异常回声，还需要与卵巢肿瘤进行鉴别诊断。

　　可以通过 VAS 评分（临床常用衡量疼痛的指标）评估痛经时疼痛的程度，以便医生进行治疗选择。

　　如果确诊为子宫内膜异位症复发，需要遵照医嘱进行规范治疗。

> ## 35. 顺产后，月经来潮时会阴部疼痛，性生活时也会疼，这是怎么回事儿？

顺产是指经阴道自然分娩，可以伴有或不伴有会阴部的侧切助娩。顺产后，会阴部月经期疼痛或性生活时疼痛，均应怀疑有会阴部子宫内膜异位症的可能。

分娩时，当会阴部肌肉筋膜扩展不充分，存在会阴撕裂的可能时，助产医护人员会采取会阴侧切以减少会阴部位组织撕裂的风险。会阴侧切后，胎儿娩出的同时还会有出血，以及子宫腔内妊娠组织、羊水和子宫内膜排出，此时，子宫内膜就有机会植入会阴侧切部位的伤口内。

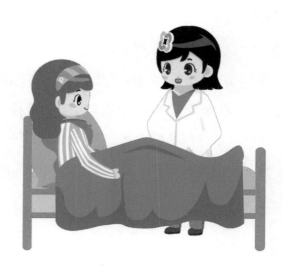

当有活性的内膜在局部组织内生长、周期性出血，就可能在会阴局部形成结节或硬块，在月经来潮时产生疼痛症状；有些病例会

阴部位的病灶较大，在性生活时触碰病灶就会产生疼痛症状。

文献报道，阴道分娩后发生会阴切口子宫内膜异位症的概率大约为 0.87 人 / 万。尽管发生率不高，但是，由于会阴部位毗邻直肠和肛门，解剖学关系特殊，并且神经末梢分布也比较广泛，所以，发生在该部位的子宫内膜异位症病灶，有可能造成极为明显的疼痛。

针对上述情况，建议患者及时到医院进行检查，明确诊断并进行针对性治疗。

36. 有 2 次剖宫产史，近期感觉小腹切口上方有个硬结，来月经时疼痛，这是怎么回事儿？

有剖宫产手术史，随后出现的腹部切口部位触痛性结节样病灶，有可能是子宫内膜异位症病灶。

子宫内膜可以异位"跑"到盆腔外的任何部位生长，在剖宫产手术时就有可能随着胎儿的娩出异位种植到腹壁切口部位，在卵巢激素的作用下异位的子宫内膜就开始在腹壁切口处逐渐增大，形成质硬的结节，并在月经来潮时产生疼痛症状，这在临床上称为腹壁子宫内膜异位症。

腹壁子宫内膜异位症的病因与剖宫产手术有关。剖宫产手术时，原本位于子宫腔的子宫内膜可能随着胎盘、蜕膜等妊娠组织脱离子宫，植入腹壁的某个部位并在局部生长。如同子宫腔内的内膜，异位内膜也会出现周期性出血，引发种植部位的疼痛和肿块。

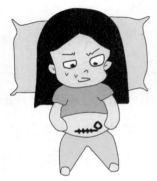

怎么每次来"大姨妈"
刀口旁的硬结就疼……

随着剖宫产手术率的上升，腹壁子宫内膜异位症的发病率逐年上升。文献报道，足月剖宫产腹壁子宫内膜异位症的发生率为0.03%～0.40%。典型临床表现为与月经相关的腹壁切口局部的周期性胀痛，出现逐渐增大的触痛结节或包块。初步可进行体表彩超检查，手术切除病灶做病理切片可以明确诊断。

37. 有痛经会影响以后生育吗?

痛经可能会影响生育，也可能不会影响生育，需要对痛经原因进行分析。引起痛经的病因有很多，一部分是原发性痛经，可能与激素分泌或神经因素有关；另一部分是由于盆腔器官的器质性病变引起的继发性痛经，如子宫内膜异位症、子宫腺肌病、盆腔炎性疾病等。

不合并盆腔器官器质性病变的痛经一般不会影响生育，有些患者结婚后痛经症状可能减轻或者消失。如果是由于盆腔器官的器质性病变引起的痛经，极大可能会影响生育。

例如，子宫内膜异位症患者发生不孕症的概率是正常育龄妇女的 4～5 倍。子宫内膜异位症引起不孕的原因复杂，可能与盆腔微环境的改变、盆腔解剖结构的改变（盆腔器官粘连），以及卵巢功能的紊乱等因素有关。

子宫腺肌病也是影响生育的疾病，其发病原因目前也不清楚。可能与子宫体积增大导致形态结构异常、子宫平滑肌的收缩异常、子宫腔内环境异常等致受精卵着床障碍、胚胎植入失败等有关。

盆腔炎性疾病也是导致不孕症的常见原因。盆腔炎性疾病可能导致盆腔广泛、严重粘连；盆腔器官的解剖学改变；盆腔和子宫腔的内环境改变等。因此，痛经是否影响生育，需要进行全面检查才能够明确。

38. 子宫内膜异位症会导致月经紊乱吗？

是的，子宫内膜异位症有可能导致月经紊乱。

临床研究发现，15%～30% 的子宫内膜异位症患者会出现月经周期紊乱，表现为月经量增多、月经期延长、月经淋漓不尽，以及月经前期点滴出血等症状。

月经紊乱的原因一方面是子宫内膜异位症患者的子宫内膜与肌层交界区的结构和功能发生了紊乱，而这个区域的结构是月经期子宫收缩的主要部位，一旦发生结构与功能紊乱，就会造成子宫的收缩能力异常，使月经期开放的子宫内膜血窦不能正常关闭，出现经血过多；与此同时，还会出现子宫腔内的压力增高，造成痛经等不适症状。另一方面，子宫内膜异位症患者常常合并子宫腺肌病、子宫肌瘤等疾病，子宫体积和子宫内膜表面积增大，也是造成经血增多的因素。

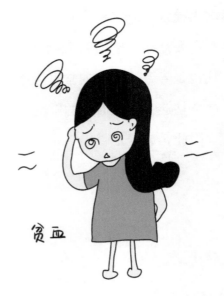

贫血

　　其他引起月经异常的因素还包括合并内分泌异常如排卵功能异常、凝血功能障碍等疾病，会进一步加重月经异常症状。因此，出现月经异常特别是月经量增多，甚至贫血的患者，要及时到医院就诊，查明原因并遵医嘱进行相应治疗。

> **39.** 在来月经时，有时会流鼻血、咯血是怎么回事？有尿血、便血的情况，这又是怎么回事？

首先，出现不明原因的咯血、流鼻血或者尿血、便血等情况应及时到医院检查出血原因，一般情况下这些症状与子宫内膜异位症无关。但是，子宫内膜异位症患者也可能出现上述症状，但相对比较少见。

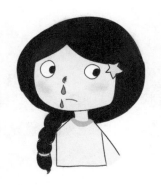 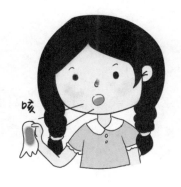

子宫内膜异位症是子宫内膜经血管、淋巴管、手术切口"跑"到子宫腔以外的部位种植、生长，并产生一系列临床症状。

尽管子宫内膜最常异位的位置是盆腔和腹腔，如盆腔腹膜、卵巢、输卵管和子宫，但是，异位内膜也会"跑"到身体的其他部位，如剖宫产腹壁切口、自然分娩会阴切口周围等。还有一些非常"不安分"的子宫内膜还有可能侵犯呼吸道黏膜，如鼻腔黏膜、肺黏膜；侵犯泌尿系统黏膜，如膀胱、输尿管黏膜；侵犯消化道，如肠黏膜等。

当异位子宫内膜侵犯了鼻腔黏膜和肺黏膜，才会在月经期出现咯血或流鼻血的症状。异位的子宫内膜侵犯了膀胱或输尿管黏膜，才有可能出现尿血的症状。同样，侵犯了直肠黏膜才有可能发生大便带血的症状。

在临床上，能够引起上述出血症状的疾病还有很多，并非只有子宫内膜异位症，而子宫内膜异位症患者伴随上述症状的发生率也不高。所以，有上述症状的患者不必惊慌，但要及时到医院进行排查，明确诊断，以免延误治疗。

40. 来月经时有腹泻、便秘，与子宫内膜异位症有关系吗？

偶尔在月经期出现腹泻或便秘症状可能与消化系统功能紊乱有关，长期的月经期腹泻或便秘应通过检查排除子宫内膜异位症的可能。

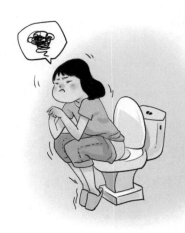

异位的子宫内膜可以侵犯到直肠子宫陷凹、直肠黏膜，甚至在肠管内生长，出现便秘、便血、腹泻等肠道功能异常的症状。但是，这些症状的产生与子宫内膜侵犯的深度和范围有密切相关性，也就是说只有当异位的子宫内膜在肠管周围形成大面积的病灶压迫肠管、病灶侵犯肠管肌壁或肠管黏膜时，才会出现上述症状。

子宫内膜异位症引起腹泻、便秘的原因，一方面与病灶压迫引起肠道刺激有关；另一方面与月经期子宫内膜细胞溶解，肠道局部的前列腺素（PGE_2、$PGF_{2\alpha}$）含量增高引起腹泻、便秘等症状亦有关。

多数情况下，子宫内膜异位症所致的月经期肠道功能紊乱，常常伴有明显的痛经或性生活疼痛症状。对于经常性月经期腹泻或便秘、便血的患者，应及时到医院检查，需要经过医生全面评估才能明确诊断。

41. 不仅有痛经还伴有大便出血，需要做什么检查?

与月经相关的大便出血，需要考虑子宫内膜异位症侵犯肠道的可能。建议及时到医院行妇科检查，通过双合诊或三合诊的检查方式，了解盆腔情况和直肠子宫陷凹部位是否存在病灶及病灶的范围等，必要时结合 B 超、MRI 协助诊断。

大便带血者还应进行直肠镜检查，明确是否为子宫内膜异位病灶侵犯到直肠内及病灶的范围，同时进行病灶组织活检等，为后期治疗提供参考。

此外，对于频繁的大便出血还应及时请肛肠外科医生会诊，排除其他引起大便出血的疾病。

> ## 42. 除了痛经每次月经都会伴有尿痛、尿血，月经一结束就好，这是怎么回事？需要检查什么？

如果尿痛和血尿均与月经相关，那么需要考虑子宫内膜异位症侵犯泌尿系统，临床常见膀胱子宫内膜异位症。出现这种情况需要及时就诊，医生会根据检查的情况酌情选择尿常规、泌尿系统超声检查、MRI 检查等。

膀胱镜是诊断血尿的常规手段，可以直接观察膀胱内和下尿路情况，在直视下取活检行病理学检查，明确血尿原因。

针对明确侵犯泌尿系统的子宫内膜异位病灶，还需要进行肾脏功能检查，及时了解肾脏功能是否损伤。

除此以外，尿痛和血尿症状必须与泌尿系统结石进行鉴别诊断，与子宫内膜异位症侵犯泌尿系统相比较，泌尿系统结石可能更为常见。总之，不可轻视尿痛和血尿。患者应及时到医院就医，查明病因并针对病因及时进行治疗。

43. 严重痛经，有时性生活时也特别疼痛，B 超检查没有发现囊肿，医生为什么还要让我做 MRI？

MRI 可以从多维度扫描盆腔器官，对器官结构及病灶观察比 B 超更精细。

通过 MRI 检查，可以获得人体器官任意方向的断层图像、三维体图像，甚至可以得到空间——波谱分布的四维图像，是一种对器官或病灶全方位检查的安全方法。

当子宫内膜异位症侵犯到盆腔较深部位时，就会形成特殊类型的组织学改变——深部浸润型子宫内膜异位症。这种病变最常累及直肠子宫陷凹与阴道直肠隔等部位，引起这些部位的组织增厚，形成病灶结节，引起性生活疼痛、大便坠胀疼痛等症状。当病灶尚未形成足够大的结节、侵入范围较浅时，通常情况下 B 超检查难以发现。

为了明确深部浸润型子宫内膜异位症的诊断，医生会根据症状（痛经和性生活疼痛），再结合妇科检查和 MRI 检查结果，制定准确的治疗方案。

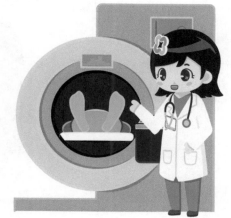

子宫内膜异位症的助孕治疗

（一）子宫内膜异位症对生育的影响

> ## 44. 子宫内膜异位症为什么会影响生育？

子宫内膜异位症可以通过多种因素影响生育，包括以下方面：

（1）子宫内膜异位症会造成盆腔内环境紊乱，异位的内膜病灶分泌多种细胞因子与炎症因子，扰乱盆腔正常环境，不利于精子和卵子的结合。

（2）可以形成广泛而严重的粘连，破坏盆腔正常的解剖学结构。

（3）可以造成输卵管阻塞，或者输卵管的"拾卵"功能下降，造成精子或受精卵的输送障碍。

（4）卵巢巧克力囊肿或卵巢与输卵管及周围组织的粘连等，均可能影响卵巢的排卵功能，导致不孕。

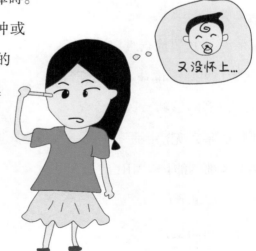

（5）可导致子宫腔内环境被破坏，降低子宫内膜容受性，不利于胚胎着床。

（6）可导致子宫内膜息肉发生率增加，也是影响受孕的因素之一。

总之，子宫内膜异位症可能在多个方面对生育造成影响，是引起不孕症的常见病因。

45. 子宫内膜异位症是否会引起流产？

引起流产的因素很多，相较健康人群，子宫内膜异位症患者怀孕后流产的风险可能稍有增高。

因此，子宫内膜异位症患者怀孕后应及时到医院进行检查并建立孕期档案，接受定期孕检和相应管理。只要胚胎本身健康无异常，遵医嘱做好孕期保健，是能够正常妊娠和分娩的。

46. 子宫内膜异位症是否会造成怀孕困难，如何预防？

不孕是子宫内膜异位症患者三大主要症状之一，目前对其发病原因不清楚，无法针对疾病进行预防。但是，并非所有子宫内膜异位症患者都不能怀孕。

对于明确诊断为子宫内膜异位症又有生育要求的患者，应注意医生对疾病病变范围的评估、盆腔是否有粘连、疾病严重程度、子宫与输卵管的功能状态等，按照疾病的分期、年龄与卵巢的功能等情况，正确选择怀孕方式，并遵照医嘱备孕。

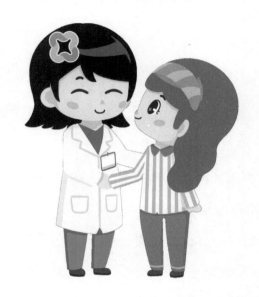

　　与此同时，应积极调整自己的情绪，保持乐观开朗的心态，保持机体免疫系统的功能正常。注意经期卫生与保健，避免月经期间性生活与激烈运动。

　　正确排解生活中的压力，积极控制调整情绪；多吃新鲜的水果和蔬菜，少吃红肉；尽量避免烟酒和咖啡因的摄入，依据自身状况选择运动方式锻炼身体。

　　对于没有生育需求的患者，应做好避孕措施，尽量减少人工流产和刮宫手术。

47. 彩超检查发现双侧卵巢巧克力囊肿，着急想怀孕，还能自然怀孕吗？

对于没有经过治疗的双侧卵巢巧克力囊肿，自然怀孕的概率不高，但根据自身情况患者可以考虑试孕。

对于年龄＜ 35 岁，囊肿大小不超过 5 cm，痛经症状不严重，没有卵巢囊肿手术史的患者，可以积极试孕半年，试孕同时定期复查 B 超和血清 CA125 水平，监测卵巢囊肿变化。一旦怀孕，体内会分泌孕激素，可以抑制异位子宫内膜生长，缩小囊肿体积，甚至产后卵巢囊肿还有缩小的可能。

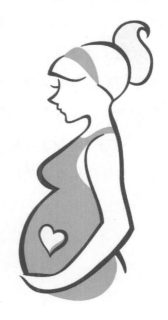

对于年龄＞ 35 岁，囊肿直径≥ 5 cm，痛经症状严重，药物治疗效果不佳；或者囊肿短时间内生长迅速，或者 B 超提示囊肿血流丰富、囊肿内有实性成分等，应按照医嘱尽早接受手术治疗。

特别提醒： B 超发现双侧卵巢巧克力囊肿的患者，应及时到医院进行相应检查，能否自然怀孕需要按照医生检查的结果，结合患者的年龄、卵巢功能、既往生育史，以及治疗情况综合决定。

48. 孕前检查发现患有子宫内膜异位症，此
时应该先怀孕还是先治疗？

对于体检时发现的子宫内膜异位症，应遵照医生建议选择试怀孕或进行相应治疗。

对于痛经症状轻微或者没有痛经，月经周期规律，月经量也不多的患者，建议在医生指导下检测排卵和试怀孕，争取尽快怀孕。

对于查体发现的卵巢巧克力囊肿并且囊肿直径在 5 cm 以上，特别是双侧囊肿并且伴随血清肿瘤标志物升高的患者，经医生评估实际情况后，如有手术指征应先进行手术，术后再考虑怀孕。

对于试怀孕 1 年以上，或者手术后试怀孕半年没有成功的患者，应及时进行生育相关检查，酌情考虑辅助生殖技术助孕。

总之，对于体检发现的子宫内膜异位症，应遵照专业医生的建议，结合个人的具体情况决定是先怀孕还是先手术治疗。

49. 做过卵巢巧克力囊肿手术的患者，有没
有自我监测排卵的方法？

无论是否接受过卵巢子宫内膜异位囊肿（卵巢巧克力囊肿）手术，自我检测排卵的方法都是一样的。

进行自我检测排卵的方法有两种：①基础体温测定。②排卵试纸测定。

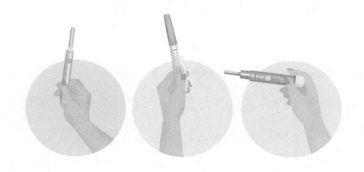

（1）基础体温是指人体处在清醒且非常安静的状态，不受肌肉活动、精神紧张、食物及环境温度等因素影响时基础状态的体温，也叫静息体温。通常在早晨起床前测定，并在特制的基础体温表内记录。女性的基础体温随月经周期而变动，卵泡期体温较低，排卵日最低，排卵后体温升高 0.3 ～ 0.6 ℃。

（2）排卵试纸则是通过检测尿液中黄体生成素（LH）的峰值水平，来预测卵巢是否排卵。可按市售的排卵试纸使用说明，将试纸插入检测者的尿液中，根据试纸颜色变化定性检测尿液中黄体生成素含量，从而确定排卵时间与选择最佳受孕时机。

除此之外，对于月经周期非常规律的女性，也可以通过月经时间估算排卵日期，一般是在月经周期的 [14 ±（1 ～ 2）] 天。

特别需要说明的是，基础体温测定、排卵试纸测定和时间推算方法，都是女性排卵期的辅助检测手段，只能作为排卵与否的参考指标，或作为医生对生育功能评估时的参考。

50. 卵巢巧克力囊肿术后准备怀孕前要做造影吗？怎样避免宫外孕的发生？

这里说的造影是"子宫输卵管造影"的简称，是了解输卵管通畅度和子宫腔情况的传统检查方法，但不是怀孕前必需的检查方法。即使造影结果提示输卵管通畅也不能避免宫外孕的发生。

实施卵巢巧克力囊肿手术时，医生通常会对盆腔内情况进行全面检查和评估。对于盆腔子宫内膜异位病灶范围不大、输卵管与周围器官之间没有严重粘连的患者，术后备孕不需要进行输卵管造影检查。对于盆腔病灶广泛且有严重粘连的患者，如手术后诊断为Ⅲ～Ⅳ期子宫内膜异位症的患者，即使接受子宫输卵管造影也无济于事。因为疾病已经对盆腔内环境造成了严重破坏，这种情况就要考虑辅助生殖技术了。

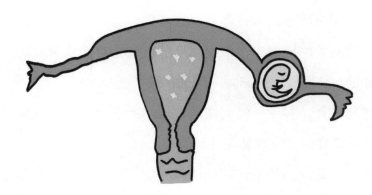

宫外孕是指受精卵在输卵管内种植并生长发育，可能造成输卵管破裂、大出血，甚至危及生命。卵巢巧克力囊肿术后罹患宫外孕

的风险不能避免，并且子宫内膜异位症患者盆腔内的炎性环境使得发生宫外孕的风险更高。

因此，有上述病史的患者，怀孕后应该尽早到医院进行检查，做到早发现、早处理，避免延误诊断导致严重后果。

51. 因卵巢巧克力囊肿接受过 2 次手术，备孕 2 年未孕，卵巢功能正常，不孕的原因是什么？

子宫内膜异位症对生育的影响是多因素、多方面的，对卵巢功能的影响只是其中之一。如前所述，子宫内膜异位症会引起盆腔内环境紊乱，影响盆腔内器官的功能（盆腔内的炎性改变可能形成广泛而严重的粘连）；排卵障碍或输卵管僵硬、阻塞，可导致拾卵功能丧失；子宫腔内环境改变导致受精卵着床失败等。

总之，子宫内膜异位症影响生育的原因很多，需要到医院进行明确诊断以采取相应治疗措施，争取尽快怀孕。

52. 30 岁准备生育，孕前发现有子宫内膜异位症且日常痛经严重，此种情况自然怀孕的可能性有多大？

建议患者先到医院进行相关检查，并请医生根据检查结果综合判断自然怀孕的可能性。

对于有明显痛经症状者，医生会选择先进行药物治疗，待病情控制后再指导备孕，也可以在使用药物控制病情的同时指导备孕。备孕期间，应定期进行随诊，监测卵泡发育，试孕 6～12 个月未成功者，应考虑辅助生殖技术助孕。对于具有明确手术指征的患者，则需要先进行手术再考虑怀孕。具体情况要由医生检查和评估后决定。

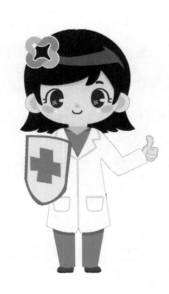

53. 45 岁，结婚 9 年不孕被诊断为子宫内膜异位症，还有怀孕的希望吗？

可能有，但概率很低。

45 岁的年龄在医学上已属于生育力低下的女性人群。患者婚后 9 年不孕，并患有子宫内膜异位症。如果已排除丈夫不孕的因素，则子宫内膜异位症或是患者不孕的主要原因。

45 岁的年龄就诊并希望生育，为时已晚，成功率极低。因为该年龄段卵巢功能已经下降，即使接受试管婴儿助孕，成功概率也不高，尤其是抱婴回家率更低。

建议患者到医院生殖中心评估助孕生育的可能性，再决定是否采取试管婴儿助孕。

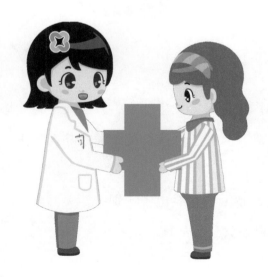

54. 患卵巢巧克力囊肿现在怀孕了，卵巢巧克力囊肿会增大吗？会破裂吗？

对于卵巢巧克力囊肿患者而言，怀孕是"福音"。一般情况下，怀孕后囊肿是不会增大的。

囊肿的大小与月经周期密切相关。对于没有怀孕的卵巢巧克力囊肿患者来说，每来一次月经，异位的子宫内膜也会随着子宫腔内膜脱落、出血，血液在囊肿内集聚，随着时间延长，囊肿逐渐增大。

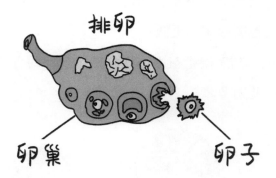

怀孕后体内激素分泌发生改变，月经及子宫内膜剥脱停止，囊肿不会继续增大。有些患者还会逐渐缩小甚至消失，一般也不会发生破裂。

尽管如此，孕期检查时也应特别关注囊肿的变化，发现问题应按照医生的诊断意见进行处理。

55. 子宫内膜异位症患者术后如何选择怀孕方式？

子宫内膜异位症患者手术后可以自然怀孕，或者通过辅助生殖技术帮助怀孕。

（1）对于手术中诊断为Ⅰ～Ⅱ期的轻型子宫内膜异位症、输卵管结构与功能正常且有生育要求的患者，术后应尽早备孕，或者在医生指导下备孕。术后1年内自然怀孕成功率较高。

（2）对于手术中评估病灶范围广泛的Ⅲ～Ⅳ期、盆腔粘连严重、输卵管不通的患者，建议直接行试管婴儿助孕。

（3）对于年龄 > 35岁、卵巢功能不好、不孕多年的患者，也建议行试管婴儿助孕。

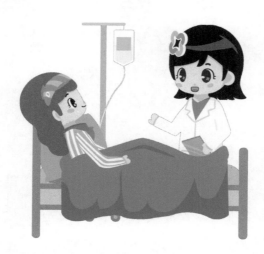

（4）对于同时有男方因素不孕的患者，也应及时行试管婴儿助孕。

总之，子宫内膜异位症患者术后应按照医生建议选择怀孕方式。

56. 为什么得了子宫内膜异位症，医生就开始"催婚""催生"？

因为子宫内膜异位症可能通过多种渠道影响怀孕，是引起不孕症的重要原因。因此，对于明确诊断子宫内膜异位症并且有生育要求的患者，医生建议尽早生育。

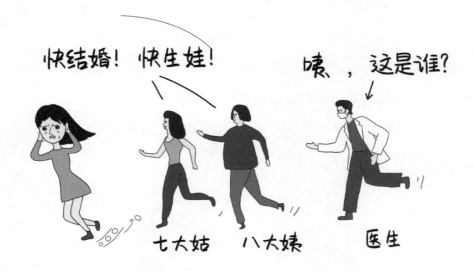

研究表明，正常人群中不孕症的发生率约为 7% ～ 18%，而子宫内膜异位症患者中不孕症的发生率大约为 40%。子宫内膜异位症引起不孕的原因复杂，常是多个因素共同作用的结果，如盆腔微环境改变、卵巢排卵障碍、输卵管周围粘连等。随着病程延长，异位的子宫内膜病灶对盆腔器官的破坏会越来越重，而且损伤卵巢的储备功能。

因此，为了防止及降低子宫内膜异位症对生育的影响，对于确诊的子宫内膜异位症患者，医生便会"催婚""催生"。一旦怀孕，在妊娠期和哺乳期月经不来潮，也可以在一定程度上对子宫内膜异位症起到治疗作用。

（二）不孕不育与辅助生殖技术

57. 什么是辅助生殖技术?

辅助生殖技术是采用医疗辅助手段使不孕 / 不育夫妇能够怀孕的技术，包括人工授精（AI）和体外受精 – 胚胎移植（IVF–ET），即试管婴儿及其衍生技术两大类。

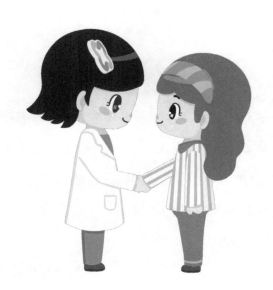

58. 哪类子宫内膜异位症患者应选择辅助生殖技术？

子宫内膜异位症不孕患者如有以下情况应遵从医生建议，酌情通过辅助生殖技术帮助怀孕。

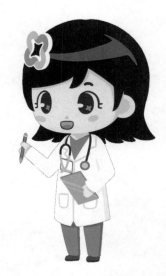

（1）年龄较大（＞35岁）或卵巢功能差[窦卵泡计数（AFC）＜5个，抗米勒管激素（AMH）为0.5～1 ng/mL]的子宫内膜异位症患者。

（2）手术治疗后复发的子宫内膜异位症患者。

（3）疼痛症状不明显的深部浸润型子宫内膜异位症和（或）重度子宫内膜异位症患者。

（4）双侧输卵管不通、重度盆腔粘连的子宫内膜异位症患者。

（5）因男方因素（少精、无精）引起的不孕症患者。

（6）合并其他引起不孕症因素的子宫内膜异位症患者。

子宫内膜异位症患者是否需要接受辅助生殖技术治疗，需要经过专科医生进行全面检查和评估后决定。

59. 31 岁试怀孕 2 年没有成功，检查发现子宫内膜异位症，应选择手术治疗还是考虑辅助生殖？

这是一位想怀孕但尝试 2 年仍没有成功的子宫内膜异位症患者，说明其自然怀孕有一定困难，需要进行以下评估决定治疗方式。

（1）卵巢功能评估：如果患者卵巢功能较差，即窦卵泡计数＜5 个，血清抗米勒管激素为 0.5 ～ 1 ng/mL（反映卵巢功能的指标），应考虑进行辅助生殖治疗。

（2）如果卵巢功能评估发现卵巢功能良好，无明显的痛经和月经异常，可根据患者意愿，在医生指导下再试孕 3 ～ 6 个月。

（3）如果卵巢有囊肿，特别是≥ 5 cm 的囊肿；或者合并子宫内膜息肉，建议先做手术。

（4）如果有痛经症状，MRI 提示为深部浸润型子宫内膜异位症，或者以往做过腹腔镜手术，确诊为重度子宫内膜异位症者，可直接进行试管婴儿助孕。

因此，建议患者先到医院进行检查，由专科医生进行评估后再做决定。

60. 子宫内膜异位症患者应该选择人工授精还是试管婴儿？

　　子宫内膜异位症患者采用人工授精还是试管婴儿，取决于女方的年龄、卵巢功能、疾病分期（病变范围和程度）及其丈夫的精液情况。

　　对于年轻、卵巢功能良好、输卵管通畅、疾病分期为轻度、丈夫精液正常或者轻度少弱畸精症者，建议采用人工授精3～4个周期。如果人工授精仍不成功，可以采用试管婴儿；对于年龄较大（＞35岁）、卵巢功能不好、疾病分期为重度、合并子宫腺肌病，或者丈夫精液差的患者，建议直接进行试管婴儿助孕。具体助孕方案应在专科医生诊断分析后决定。

61. 2年前做腹腔镜手术诊断为子宫内膜异位症，术后一直怀不上孕，医生建议做试管婴儿，这是什么意思？

　　医生建议的原因是，子宫内膜异位症破坏了患者的自然受孕能力，需要进行辅助生殖技术（试管婴儿）帮助怀孕。

　　腹腔镜是诊断子宫内膜异位症的金标准。对于做过腹腔镜手术的患者，盆腔内病灶的范围和分布已经明确，也基本明确了病灶对生殖器官破坏的程度（如盆腔粘连、卵巢囊肿、输卵管不通等）。

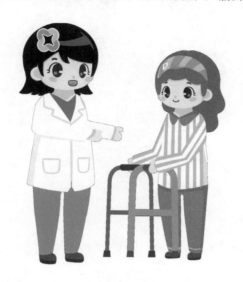

对于腹腔镜手术诊断的子宫内膜异位症，术后试孕半年至 1 年仍未怀孕，应听从医生建议，酌情选择辅助生殖技术助孕。

上述患者腹腔镜手术诊断子宫内膜异位症已经 2 年，除外男方因素所致不孕，应尽快到医院进行检查并配合治疗。

62. 得了子宫内膜异位症就一定要做试管才能怀孕吗？

不是的，子宫内膜异位症患者也有很大概率可以自然怀孕。

临床数据表明，大约 50% ～ 70% 的子宫内膜异位症患者可以自然妊娠。以下情况需要考虑辅助生殖技术（试管婴儿）帮助怀孕。

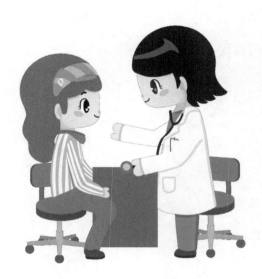

（1）年龄＞ 35 岁，卵巢功能不好的患者。

（2）持续性输卵管因素不孕的患者，或 1 年以上不孕，B 超检查也没有发现盆腔内异常的患者。

（3）手术明确诊断子宫内膜异位症为Ⅲ～Ⅳ期、年龄大、已诊断为继发性不孕的患者。

（4）子宫内膜异位症手术后复发、药物控制无效的患者。

（5）其他如丈夫精液异常的患者。

总之，子宫内膜异位症患者受孕方式因人而异，因病不同，应及时到医院进行检查并按照医生的意见选择备孕方式。

63. 子宫内膜异位症做试管的成功率有多大呢？

试管婴儿的成功率在不同年龄、不同疾病导致的不孕因素间差异很大。对子宫内膜异位症而言，试管婴儿的成功率与年龄、卵巢储备功能、血清 CA125 水平、既往手术史，以及是否合并其他不孕因素（如输卵管因素、男性不育因素等）密切相关。

年龄是影响试管婴儿成功率的重要因素。年龄 35 岁以下的患者试管婴儿成功率大约为 60%，35 ～ 39 岁成功率大约为 50%，40 岁成功率大约为 30%，随着年龄增长，成功率逐渐下降。

子宫内膜异位症病灶对盆腔内器官破坏的程度、是否合并子宫腺肌病、子宫内膜息肉及盆腔炎性疾病等，也是影响试管婴儿成功率的因素。因此，在子宫内膜异位症患者进行试管婴儿助孕之前，医生会根据具体情况对其进行分析诊断和知情告知。

64. 卵巢子宫内膜异位囊肿剥除术后多久可以怀孕？尝试多久未孕需到试管婴儿门诊就诊？

卵巢子宫内膜异位囊肿（卵巢巧克力囊肿）剥除术后，应按照医生指导决定怀孕时机、选择怀孕方式。临床上依据不同情况需要做出不同的处理。

（1）对于手术中只做了卵巢囊肿剥除、诊断为Ⅰ～Ⅱ期的轻型子宫内膜异位症、输卵管结构与功能正常的年轻患者，术后2～3个月即可尝试怀孕，或者在医生指导下备孕。术后1年内自然怀孕的成功率很高。

（2）对于手术中除了剥除囊肿，还发现病灶范围广泛、盆腔粘连严重、输卵管不通，诊断为Ⅲ～Ⅳ期子宫内膜异位症的患者，建议直接接受试管婴儿助孕。

（3）对于年龄＞35岁、卵巢功能不好，或者以往不避孕多年但仍不孕的患者，建议直接接受试管婴儿助孕，或在酌情给予GnRH-a治疗后，再行试管婴儿助孕。

（4）对于年龄＜35岁、卵巢功能好、不孕年限短的患者，如果备孕半年或1年仍未怀孕，应及时到试管婴儿门诊咨询决定后续治疗，以免疾病复发。

（5）对于丈夫轻度少弱畸精症的夫妻，建议术后直接采取人工授精；人工授精3～4个周期仍然未受孕的患者，采取试管婴儿助孕。

（6）对于年龄超过35岁、生育指数评分较低、分期为重度的子宫内膜异位症患者，或者合并男方因素不孕，建议术后直接采用试管婴儿助孕。具体情况应听从专科医生建议。

在子宫内膜异位症不孕治疗中，还应具体病情具体分析，医生针对患者的具体情况进行综合分析，患者遵照医嘱要求选择怀孕的方式并进行备孕。

65. 子宫内膜异位症手术治疗后再接受试管婴儿技术，怀孕的成功率会增加吗？

是的，手术治疗后可能在一定程度上增加试管婴儿助孕的成功率。

对于影响怀孕或有手术指征的子宫内膜异位症患者，手术对怀孕是有帮助的。手术可以明确诊断盆腔内病变的范围、粘连的程度、输卵管的状态等，同时可对病灶进行切除、电凝或粘连分离及清除异位的病灶等。并且，手术中进行的盆腔冲洗等措施也会改善盆腔内的炎性有害环境，降低疾病因素对试管婴儿过程中的不利影响，提高试管婴儿助孕的成功率。

66. 之前因为子宫内膜异位症做了试管才怀上的，现在想要二胎是不是还要做试管？

不一定。

如果患者年轻（年龄＜35岁）、卵巢功能良好，可以先试怀孕，每3～6个月到医院进行检查，监测疾病情况；如果备孕1年仍没有怀孕，应按照医生建议再决定是否行试管婴儿助孕。

如果患者年龄为35岁以上，既往是重度子宫内膜异位症，或盆腔有严重粘连，或输卵管不通等，再次怀孕还是需要接受试管婴儿助孕。

> **67.** 子宫内膜异位症不孕患者接受试管婴儿助孕，多次移植胚胎没有着床。子宫内膜异位症是否会影响胚胎着床？

子宫内膜异位症有可能影响胚胎着床。

子宫内膜异位症患者的子宫腔内可能同时有相关细胞因子异常、炎症、子宫内膜息肉等内环境改变，这些改变都有可能影响胚胎的着床。

对于胚胎移植失败的患者，特别是反复移植不能成功者，应及时进行宫腔镜检查，排除子宫腔病变因素，并进行相应处理。

需要注意的是，除需要排除子宫腔因素对患者试管婴儿助孕的影响，还应排查其他因素的影响，如子宫腺肌病、子宫肌瘤及免疫因素等，这些都有可能影响试管婴儿的成功率。

68. 子宫内膜异位症患者术后正在备孕，医生建议先进行促排卵治疗，促排卵会导致子宫内膜异位症复发吗？

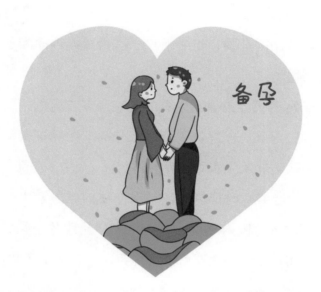

一方面，促排卵过程中使用的药物有可能促进子宫内膜异位症复发，但是，临床仍缺少循证依据。

另一方面，使用促排卵药物促使卵泡生长发育，有助于备孕成功，一旦怀孕，体内的子宫内膜异位症病灶就不会再生长。

因此，可按照医生的建议，不必过分担心。

69. 子宫内膜异位症患者备孕，医生建议先打针不来月经，那如何怀孕呢？

这里说的打针是指肌肉注射用药，常用的药物是 GnRH-a。GnRH-a 是促性腺激素释放激素激动剂的简称，这是妇科治疗激素依赖性疾病常用的药物，也是治疗子宫内膜异位症和子宫腺肌病不可或缺的药物。

由于子宫内膜异位症对生育的影响是多方面的，手术只能切除子宫内膜异位病灶、剥除卵巢囊肿、分离盆腔粘连等。但是，手术不能完全去除病灶及疾病对生育的影响。

GnRH-a 能够暂时抑制排卵，降低体内雌激素水平，灭活异位病灶，进而改善盆腔内环境、子宫内膜容受性及盆腔炎性环境等，停药后卵巢在较短时间内即可恢复排卵，亦有助于怀孕。

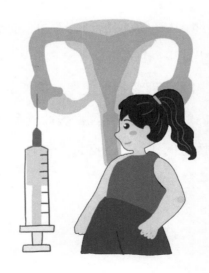

建议患者遵照医嘱治疗，打 GnRH-a 期间如有不适症状应及时和医生沟通，医生会根据患者具体情况进行相应处理。

70. 子宫内膜异位症患者进行试管婴儿，促排卵药物用进口药还是国产药有讲究吗？

尽管目前促排卵药物有国产和进口之分，但药物的化学成分和药理机制是相同的，就临床效果而言是没有明显差异的。

需要说明的是，促排卵只是子宫内膜异位症患者进行试管婴儿助孕中的一个环节，促排卵能否成功与卵巢的功能状态和疾病对卵巢的影响有关。采用进口药物还是国产药物要依据患者在进行试管婴儿时所在生殖中心的促排卵方案决定，应听从医生的指导建议。

71. 卵巢巧克力囊肿会影响卵泡生长和卵子质量吗？

会影响，有可能会影响卵巢功能与卵子质量。

卵巢巧克力囊肿病灶位于卵巢内，而卵巢又是卵子生长发育和储存的器官。随着囊肿的增大其必然会挤压正常卵巢组织，进而使卵巢的储备功能受到影响，可能会导致卵泡发育障碍、卵子质量和数量下降等情况。

　　因此，卵巢巧克力囊肿患者即使接受试管婴儿助孕，也有一定的失败风险。

> **72.** 患子宫内膜异位症多年，2 个月前在试管婴儿技术的帮助下怀孕了，此时有哪些注意事项？

　　试管婴儿怀孕与自然受孕怀孕注意事项是相同的。目前没有研究表明，子宫内膜异位症患者接受试管婴儿受孕会对妊娠结局产生不良影响。与其他方式怀孕的孕妇一样，子宫内膜异位症孕妇也应及时建立孕期档案，遵医嘱按时进行孕期检查，注意休息，均衡饮食，避免剧烈运动。

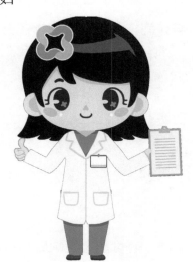

　　对于自身以往有其他合并疾病的患者，还应按照医嘱要求服药或专科护理，保障孕期安全。

73. 子宫内膜异位症患者想怀孕就只有做手术或者试管吗？靠吃药调理行不行？

子宫内膜异位症患者想怀孕并非必须做手术或试管婴儿，吃药调理是否可行需要具体情况具体分析。

（1）对于没有明确影响怀孕因素的子宫内膜异位症患者，特别是年轻、卵巢功能良好、输卵管通畅的患者，首先考虑自然怀孕。

（2）有些患者可以一边药物治疗，一边备孕，但具体哪类患者需要在药物调理的同时备孕，以及药物和具体方案的选择都需要在医生指导和监测下进行。

（3）对于年龄较大、病变范围广泛、粘连严重、输卵管不通，以及存在男方因素不孕的患者，建议考虑手术或试管婴儿助孕。

74. 子宫内膜异位症患者接受试管婴儿取卵时会很痛吗？会更容易出血吗？

不会的。

目前临床上进行辅助生殖技术助孕时，诸如取卵等相关手术操作均是在麻醉下进行的，不会因为是否患有子宫内膜异位症而存在差异，也不会因为子宫内膜异位症疾病本身增加手术中出血的风险。

75. 子宫内膜异位症为什么会影响试管婴儿的成功率呢？

子宫内膜异位症可能从多个方面、多种因素影响女性生育功能，包括影响试管婴儿助孕的成功概率。影响试管婴儿成功率常见的原因有以下两个方面。

（1）子宫内膜异位症对卵巢功能的影响。病灶破坏卵巢组织或做过卵巢囊肿手术等，均可能对卵巢功能造成一定影响。而卵巢功能是保障试管婴儿成功的关键，一旦卵巢功能下降，将可能影响卵子的质量和获卵的数量，进而影响试管婴儿的成功率。

（2）子宫内膜异位症患者子宫腔内膜容受性下降，即子宫对胚胎的接受度低，可能造成胚胎着床困难或胚胎发育障碍，胚胎停育的风险也会增加。

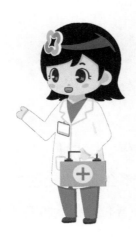

因此，子宫内膜异位症不孕患者即使接受试管婴儿助孕，也有助孕失败的风险，需要专科医生根据具体情况进行分析和处理。

76. 患者卵巢巧克力囊肿术后，卵巢功能较差，此时行试管婴儿能成功吗？

卵巢功能变差，做试管婴儿助孕的成功概率也会随之降低。卵巢功能差不仅影响卵子的质量，而且在促排卵时降低获取卵子的数量，甚至可能导致促排卵失败、无法获取卵子的情况，此时试管婴儿助孕也就不能成功。

但是，并非所有卵巢功能变差的患者行试管婴儿助孕都不能成功。这种情况可能需要通过多个促排卵周期或者多次的胚胎移植进行尝试，可能会增加试管婴儿助孕的难度。

需要说明的是，年龄因素对试管婴儿助孕能否成功也起着至关重要的作用，年龄在 35 岁以下的患者，试管婴儿成功的概率明显高于年龄在 35 岁以上的患者。

77. 子宫内膜异位症导致的疼痛让患者对性生活产生抵触，这种情况可以直接通过辅助生殖技术助孕吗？

性生活时疼痛或者对性生活产生抵触不是进行辅助生殖技术助孕的指征，但是，子宫内膜异位症造成的疼痛影响到性生活是可能影响怀孕的。

如果患者年轻、夫妻双方没有引起不孕的因素，可以采用 GnRH-a 治疗 3～6 个月，若疼痛缓解，可以通过自然受孕方式怀孕；如果用药后无效或者不愿意用药，建议采用人工授精技术助孕；对于年龄较大（35 岁以上）、卵巢功能下降或男方精液异常者，可以考虑直接行试管婴儿技术助孕。具体采用何种助孕方式，应按照专科医生的建议进行。

78. 卵巢巧克力囊肿患者接受试管婴儿促排卵治疗是否会加重病情？

目前，没有研究发现促排卵治疗后子宫内膜异位症病情加重的报道。但是，促排卵过程中使用的药物，特别是激素类药物，可能对卵巢囊肿带来一定影响，特别是反复多次的促排卵治疗。因此，对

于卵巢巧克力囊肿的患者，医生在选择促排

卵治疗时会慎重评估并在严密监护

下进行。

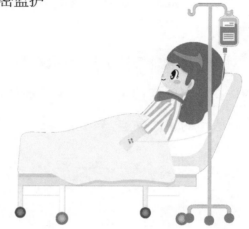

　　不仅如此，在进行试

管婴儿助孕之前，也应

对卵巢巧克力囊肿进行

全面检查并对囊肿情况

进行评估，包括囊肿的

大小、血流、囊肿内是

否有乳头、血清肿瘤标

志物水平等，对于有癌变迹象的囊肿，需要进行手术处理。

> **79.** 正在备孕但是检查发现有子宫内膜异位症、卵巢储备功能下降，医生建议试管婴儿助孕，请问这种情况下试管婴儿成功率是否会比别人低?

　　卵巢储备功能下降的人群，即使接受试管婴儿助孕，其成功的概率也会低于同龄卵巢储备功能正常的人群。

　　引起卵巢储备功能降低的原因很多，子宫内膜异位症本身会影响卵巢储备功能，特别是对有较大子宫内膜异位囊肿、曾经做过卵巢囊肿剥除手术史的患者。同时，年龄也是引起卵巢储备功能下降的重要原因。此外，还有一些疾病也可以引起卵巢储备功能降低甚至卵巢功能衰退。

对于卵巢功能下降的子宫内膜异位症患者，试管婴儿助孕是可行的选择，但任何助孕方式都不能保证一定成功。具体方案还应按照专科医生的建议决定。

> **80.** 被诊断为子宫内膜异位症并伴有卵巢早衰，医生不建议进行手术治疗。结婚10年不孕，此前接受过2次试管婴儿助孕但失败，正在进行第3次试管婴儿助孕。这次试管婴儿助孕能成功吗？

这种情况做试管婴儿助孕，也是无奈的选择，应做好再次助孕失败的心理准备。

卵巢早衰即卵巢功能下降或丧失，意味着没有卵子发育，即使促排卵也没有成熟卵泡，自然以助孕失败告终。

不建议再次尝试试管婴儿助孕，应将相关风险

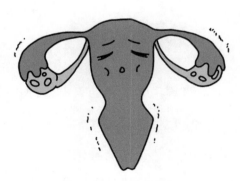

卵巢早衰

和再次助孕失败的结局充分告知患者，让患者知情同意。如果患者执意坚持，应在充分知情同意的前提下进行。

试管婴儿助孕成功与否，涉及促排卵后能够获得的卵子数量和质量、体外受精后胚胎的质量、患者子宫内膜的状态，以及子宫腔内环境等一系列复杂的因素和过程。而在这其中，卵巢功能正常是极为关键的因素。

81. 被诊断为子宫内膜异位症、双侧卵巢巧克力囊肿，2018 年进行了双侧卵巢巧克力囊肿手术，恢复良好，2020 年自然受孕，但在怀孕 5 个月时查出胎儿心脏发育不全，如想再次自然受孕，需要重点关注哪些检查项目？日常如何管理？

前次妊娠胎儿发育畸形与子宫内膜异位症疾病没有直接相关性。有胎儿心脏发育不全病史者，应先进行孕前评估，排除夫妻双方生活环境、遗传等导致的胎儿发育异常因素，并进行染色体检查。通过遗传咨询，判断是否存在

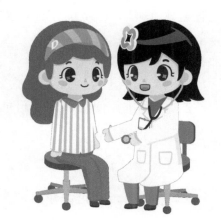

遗传或其他因素的影响。若夫妻双方染色体正常，此前的胎儿发育异常为偶发事件。

考虑以往有子宫内膜异位症、双侧卵巢巧克力囊肿病史，在做好前期咨询的同时，应积极备孕，提前补充叶酸，均衡营养，保持健康生活方式，争取早日怀孕。

82. 试管婴儿技术的主要不良反应是什么？

试管婴儿是辅助生殖技术的一种方法，为分别取出夫妻双方的精子和卵子，在体外进行培养发育形成受精卵后，转移到母亲的子宫腔内着床，生长发育成胎儿直至分娩的过程。

试管婴儿的过程是一系列需要医学干预的过程，可能会出现以下几个方面的不良反应。

（1）在促排卵过程中可能引起体内雌激素水平增高、卵巢体积增大，甚至出现卵巢过度刺激综合征、卵巢扭转等并发症。

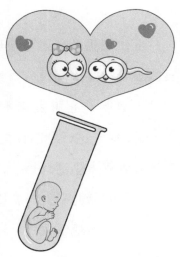

（2）为促排卵使用的药物可能会引起一些不良反应，如头痛、躁动不安、潮热、出汗等不适症状。

（3）取卵手术中可能出现卵巢内出血、感染，或者可能有损伤卵巢周围器官等风险。

（4）胚胎移植过程中，移植 2 个或以上胚胎可能会发生异位妊娠、多胎妊娠，增加流产、早产及产科并发症的风险。

（5）多次接受辅助生殖促排卵和取卵还具有引起卵巢交界性肿瘤的风险。

（6）高龄人群，在接受试管婴儿的过程中发生流产和胎儿先天性缺陷的风险增加。

在临床上，接受试管婴儿之前需要经过专科医生的全面评估，医生会进行全面的检测和观察，如果发现上述情况会及时进行相应处理。

子宫内膜异位症的手术治疗

83. 子宫内膜异位症什么情况下需要手术治疗？

子宫内膜异位症是否需要手术治疗，应由经治医生根据检查情况和患者疾病的程度综合评估后决定。

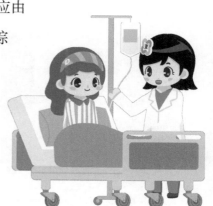

一般情况下，患者出现以下情况应考虑手术治疗。

（1）严重痛经或性生活疼痛，药物无法缓解或治疗无效。

（2）合并盆腔包块的不孕症患者。

（3）发现卵巢巧克力囊肿直径 ≥ 5 cm，合并痛经或不孕，药物治疗无效；或囊肿发生扭转或是破裂的急腹症。

（4）卵巢巧克力囊肿短时间内生长迅速，超声检查有异常回声或血流丰富等，怀疑有癌变可能。

（5）特殊部位的子宫内膜异位症，如外阴切口、腹壁瘢痕处、直肠子宫陷凹部位，以及膀胱、输尿管的子宫内膜异位病灶等。

84. 子宫内膜异位症做完手术痛经就能缓解了吗？

对于绝大多数患者来说，手术可以有效改善痛经症状。但是，由于子宫内膜异位症是一种很容易复发的疾病，有时痛经症状的复发往往早于病灶的复发。手术的目的主要是去除和消灭病灶，缓解和减轻疼痛，手术后应联合药物治疗，并对患者进行长期管理，控制疾病和症状的复发。

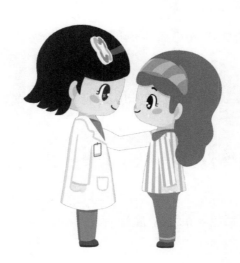

85. 卵巢子宫内膜异位囊肿什么时候需要手术?

卵巢子宫内膜异位囊肿（卵巢巧克力囊肿）手术时机的选择需要依据囊肿大小、生长速度、囊肿内有无回声和血流情况等，由专科医生全面检查评估后决定。

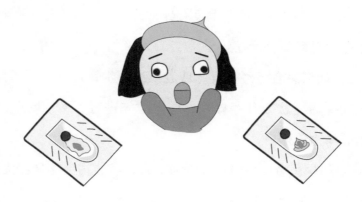

对于临床已经明确诊断的卵巢子宫内膜异位囊肿，当出现以下症状，如痛经持续加重、腰酸、下腹坠胀，药物治疗不能缓解，伴有月经期血尿、便血情况等；或者囊肿直径≥ 5 cm，同时合并不孕；或者怀疑囊肿癌变，均为手术探查与治疗指征，应按照医生建议进行手术治疗。卵巢子宫内膜异位囊肿的治疗方式首选腹腔镜微创伤手术。

86. 体检发现右侧卵巢巧克力囊肿 5 cm 需要做手术吗？

不一定需要马上手术，要根据患者的具体情况决定手术与否及手术时机。

（1）如果患者很年轻，还没有结婚生育，且短时间没有生育计划，痛经症状不明显，月经也没有异常改变，可以先给予药物治疗，定期复查并观察药物治疗效果。

（2）如果患者已经生育，或者没有再生育计划，同时伴有严重的月经期疼痛症状或月经异常，应考虑先进行手术，明确诊断后再进行相应药物治疗。

（3）如果患者同时合并不孕症，或者经药物治疗痛经无法缓解，也应考虑手术治疗。

（4）如果 B 超提示囊肿周围血流丰富、囊肿内有乳头或者实性成分，并且囊肿在短时间内明显增大，无论患者有无临床症状，均应考虑手术治疗。

所以，针对不同患者、不同病情，需在全面检查研判后，才能做出具有针对性的治疗决策。

87. 卵巢子宫内膜异位症手术后卵巢功能会下降吗?

会的,卵巢子宫内膜异位症术后卵巢功能有可能下降。

卵巢子宫内膜异位症是指异位的内膜病灶长在卵巢上,包括病灶在卵巢内的子宫内膜异位囊肿(卵巢巧克力囊肿)和长在卵巢表面的子宫内膜异位症病灶。

一方面,病灶长在卵巢内,会随着月经周期逐渐长大进而破坏卵巢的解剖结构,如增大的囊肿可导致卵巢皮质变薄、排卵功能障碍等,造成卵巢功能下降。

另一方面,增大的卵巢囊肿需要手术剥除,在剥除囊肿的过程中要对卵巢切开,对出血进行电凝止血或缝合止血,这些操作也可能会对卵巢功能造成影响。

即使是生长在卵巢表面的子宫内膜异位症病灶,也需要切除或者电凝破坏这些病灶。

但是,医生在实施这类手术时,都会特别注意保护卵巢功能,尽可能减少出血和对正常卵巢组织的损伤。手术剥除卵巢囊肿通常是不会影响生育的。

88. 子宫内膜异位症手术后还需要做哪些治疗？

子宫内膜异位症是一种需要进行长期医学干预和管理的疾病，术后治疗方案应该根据患者是否有生育要求进行制定。

对于有生育要求的患者，手术后应尽早制定促生育的治疗方案，包括观察和指导备孕、通过辅助生殖技术（试管婴儿）助孕等。

对于无生育要求的患者，以预防复发为主制定治疗方案。

具体措施应根据患者年龄、疾病严重程度、既往治疗方案及患者个人的意愿等制定个体化方案。

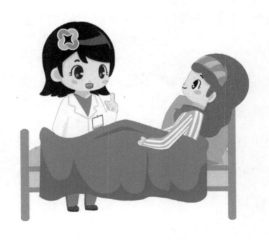

89. 腹腔镜手术治疗子宫内膜异位症后多久可以试怀孕?

子宫内膜异位症腹腔镜手术后应根据手术情况、分期决定怀孕时间。

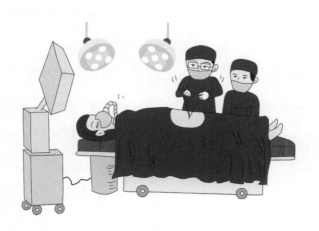

（1）对于腹腔镜手术分期为Ⅰ～Ⅱ期的子宫内膜异位症患者，如果卵巢功能良好，一般术后半年为最佳怀孕时机，应在医生指导下尽快备孕。

（2）对于腹腔镜手术分期为Ⅲ～Ⅳ期的子宫内膜异位症患者，应根据患者术后具体情况而定，如年龄是否 > 35 岁、输卵管通畅与否、卵巢功能情况等，应酌情选择药物治疗或选择试管婴儿技术助孕。

具体情况应根据手术后医生的医嘱和相关要求，或者到医院进行咨询和相应检查才能做出决定。

90. 3年前接受了卵巢巧克力囊肿手术，现备孕1年未孕，目前囊肿复发直径为2 cm，此时还能怀孕吗？

能怀孕，但是需要进行子宫内膜异位症治疗或者选择辅助生殖技术助孕。患者之前经手术确诊子宫内膜异位症和卵巢巧克力囊肿，备孕1年没有怀孕，说明疾病对生育力有影响。

如果患者年轻，卵巢储备功能良好，可以在医生指导下进行药物治疗，再积极试孕3~6个月。试孕失败，再考虑试管婴儿助孕。

如果患者年龄在35岁以上，卵巢巧克力囊肿复发，虽然囊肿直径未达到手术指征，但是也应该抓紧时间到生殖中心进行辅助生殖技术助孕。

临床上还应结合具体情况具体分析，建议在医生全面检查评估后，按照医生的建议进行后续的备孕或治疗。

91. 子宫内膜异位症术后多久才能进行试管婴儿？

子宫内膜异位症手术时会对疾病进行明确的分期并对生育指数进行评估，术后怀孕时间和助孕方式依据子宫内膜异位症诊疗指南要求确定。

（1）对于年轻、生育指数评分较高、分期为轻度的子宫内膜异位症患者，术后可以尝试自然怀孕。

（2）接受为期 6 个月的促排卵治疗后，若不能成功受孕，可以尝试人工授精助孕。

（3）对于丈夫轻度少精、弱精症的夫妻，建议术后直接采取人工授精；人工授精 3 ～ 4 个周期仍然未受孕的患者，采取试管婴儿助孕。

（4）对于年龄超过 35 岁、生育指数评分较低、分期为重度的子宫内膜异位症患者，或者合并男方因素不孕，建议术后直接采用试管婴儿助孕。

具体情况应听从专科医生建议。

92. 因卵巢巧克力囊肿一直不孕，在进行试管婴儿助孕前是否需要先处理卵巢巧克力囊肿？如何处理呢？

对拟行试管婴儿助孕的患者，专科医生会根据患者具体情况进行全面检查，对于合并卵巢巧克力囊肿的患者，以下建议可作为参考。

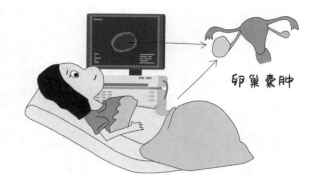

卵巢囊肿

（1）如果囊肿体积不大（直径＜5 cm），或者不影响医生对卵泡的监测或取卵手术操作，就不需要处理囊肿。

（2）如果囊肿体积较大（直径≥5 cm），或生长较快、肿瘤标志物如血清CA125水平增高、超声提示囊内有异常回声或血流丰富有癌变风险时，应先考虑手术。

（3）对于以往做过手术又复发的囊肿，在排除癌变的前提下，也可以进行囊肿抽吸，以缩小囊肿体积，便于进行取卵等助孕操作。

鉴于每个人的情况不尽相同，具体处理方法还应按照专科医生的评估和建议进行。

93. 孕检时发现有卵巢巧克力囊肿直径为 4 cm，需要做手术吗？如果不做手术会对宝宝有什么影响？

卵巢巧克力囊肿会增加怀孕的难度，但是能够怀上就是患者的福音。

有子宫内膜异位症，尤其是合并卵巢巧克力囊肿的患者，怀孕对子宫内膜异位病灶和卵巢囊肿能起到抑制作用。

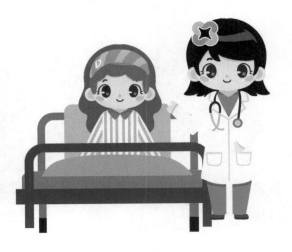

　　该患者卵巢囊肿直径达到 4 cm，又能自然受孕，不需要手术。需要注意的是，随着妊娠进展，在孕期应严密观察检测囊肿的变化和胎儿的发育。一般情况下，卵巢巧克力囊肿在怀孕期间是不会继续增大的，也不会对胎儿的发育造成影响。

　　但是，随着胎儿的生长发育，子宫逐渐增大，腹腔内脏器之间的关系可能发生变化，从而会挤压囊肿或者造成囊肿扭转，这种可能性尽管很小但是存在。因此，应定期孕检，出现腹部不适、腹痛等症状应及时就诊并处理。

> **94.** 卵巢巧克力囊肿已经查出来好几年了，都没怎么长大，听说做了手术也是要复发的，可以不做吗？

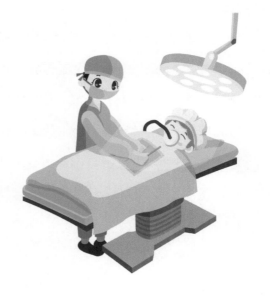

　　对于无生育要求又没有明显痛经症状的卵巢巧克力囊肿患者，在囊肿直径＜ 4 cm、生长缓慢，经检查排除囊肿癌变的前提下，可以选择观察。如果有痛经症状，应接受药物治疗。对于合并不孕的卵巢巧克力囊肿患者，且囊肿直径 ≥ 5 cm，伴有或不伴有痛经，应酌情考虑手术治疗。

上述患者应定期到医院复查，动态观察囊肿生长情况，手术做与不做应听从专科医生的指导意见。

> ## 95. 36 岁未婚，被诊断为子宫内膜异位症和卵巢巧克力囊肿，若不做手术可以控制疾病吗？

手术与否要依据自我症状、病变程度和病变性质综合考虑决定。36 岁，意味着卵巢功能大概率已经开始下降。而子宫内膜异位症和卵巢巧克力囊肿会进一步影响生育功能，因此无论手术与否均应积极进行治疗。

如果痛经症状不明显或没有痛经等自觉不适症状，囊肿直径 ≤ 4 cm，超声提示未见异常血流与异常回声，可以先进行药物治疗。如果囊肿 ≥ 5 cm，双侧囊肿或者囊肿增长较快，超声提示囊肿有异常血流和回声；或者经过药物治疗效果不明显，均应考虑手术治疗。

特别提醒：即使子宫内膜异位症和卵巢巧克力囊肿接受了手术治疗，术后也需要酌情用药并长期管理，以预防疾病复发。

96. 卵巢巧克力囊肿"破了"怎么办？

卵巢巧克力囊肿自发性破裂在临床常见，即囊肿生长到一定程度"长崩"了；而剧烈活动、外伤引起囊肿破裂的情况比较少见。

卵巢巧克力囊肿破裂是妇科急腹症之一。大部分患者会出现一侧下腹部剧烈疼痛，随之转变为全腹疼痛，同时可能伴随恶心、呕吐、心慌、出冷汗等情况；B超提示原有囊肿体积变小、腹腔内液体量增多等表现。临床症状的严重程度取决于囊肿破口的大小、囊液流出量，以及是否伴有腹腔内出血等。

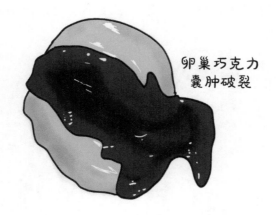

卵巢巧克力囊肿破裂

对于腹痛剧烈、彩超提示腹腔液量较多，同时伴有心慌、出冷汗，且血压改变等情况的患者，应尽快进行急诊手术。手术时机与具体手术方式应根据医生全面检查结果和综合评估后决定。

97. 子宫内膜异位症手术可以一次性清除病灶吗?

手术不能根治或清除子宫内膜异位症病灶。

如前所述,子宫内膜异位症病灶的特点就是像沙尘暴一样散发在人体器官及盆腔腹膜,最常见的部位就是女性盆腔生殖器官。手术时,医生尽可能识别并清除病灶,但是依然有很多病灶肉眼无法识别,不可能连同器官一起全部切除。即使由于疾病严重到需要切除生殖器官,也不能因为病灶异位到盆腔腹膜、肠管、膀胱输尿管处而把这些器官全部切除。因此,手术不能也无法清除所有病灶。

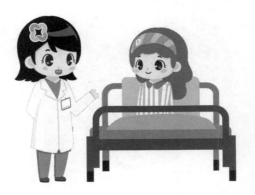

临床上提出"子宫内膜异位症是复发率很高的疾病,是需要长期进行医学干预和管理的疾病"这一观点,也是因为子宫内膜异位症病灶通过手术是不能全部清除的。

98. 腹壁子宫内膜异位，做海扶刀效果怎么样？以后还会复发吗？

海扶刀又称高强度聚焦超声（high-intensity focused ultrasound，HIFU）技术，是将高强度超声聚焦于病灶组织进行物理破坏的微无创治疗方法。目前，高强度聚焦超声技术已应用于临床治疗妇科实体性肿瘤，如治疗子宫肌瘤、子宫腺肌病等，并取得了较好的治疗效果。

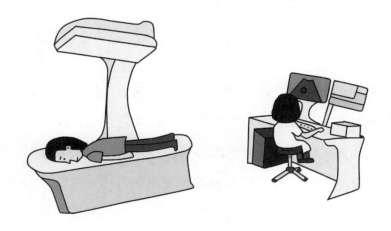

海扶刀在治疗腹壁子宫内膜异位症方面也取得了一定的疗效。已有多篇临床研究表明，与传统的腹壁子宫内膜异位病灶切除相比，海扶刀治疗腹壁子宫内膜异位症疗效确切、腹壁无切口，对于较大病灶不会形成腹壁组织塌陷等并发症。但是，由于子宫内膜异位症是弥散性病灶，与正常组织之间分界不清，再加之腹壁脂肪组织疏松，致使海扶刀对腹壁子宫内膜异位症病灶的消融可能不彻底，残余病灶再生长等风险，有时甚至需要进行多次消融治疗。尽管如此，海扶刀治疗腹壁子宫内膜异位症的优势还是显而易见的，只要指征选择合适，治疗效果还是确切的。

子宫内膜异位症的药物治疗

" 99. 听说子宫内膜异位症是慢性病，需要治疗多久呢？"

首先，子宫内膜异位症的病因尚未明确，公认的病因如经血逆流（经血倒流进入腹腔）几乎在所有女性体内都有发生，无法通过外界干预的方式阻止。经血逆流有可能导致子宫腔内膜伴随经血进入盆腔和腹腔，对于有子宫内膜异位症患病基因的女性，只要有正常月经，子宫腔内膜就有"按月"进入盆腔和腹腔的可能，这些异位的子宫内膜就有可能在盆腔和腹腔内持续生长并形成病灶。

其次，异位进入盆腔和腹腔的子宫内膜可能分散到盆腔和腹腔的各个部位，包括腹膜、卵巢、输卵管、直肠子宫陷凹，以及肠管、膀胱和输尿管等部位，手术无法将上述病灶彻底清除根治。

最后，子宫内膜异位症作为一种雌激素依赖性疾病，只要有正常的卵巢功能，异位的内膜病灶就有可能持续生长。

因此，对于子宫内膜异位症需要进行长期管理。治疗时间要依据患者的年龄和卵巢功能情况而定。多数患者绝经后异位的内膜病灶就会停止生长，但是，并不代表病灶彻底治愈。绝经期更应警惕子宫内膜异位病灶癌变，应自觉进行定期复查，发现问题及时接受治疗。

100. 子宫内膜异位症伴随月经过多可以首选药物治疗而不开刀吗？

当然可以，但是需要根据患者的具体情况进行综合评估才能决定。

如果患者已经明确诊断为子宫内膜异位症，同时伴有月经过多症状，子宫内膜异位症的药物治疗完全可以控制月经过多症状；如果只是月经过多，没有明确诊断为子宫内膜异位症，应该先到医院查明出血原因，之后才能进行药物治疗。

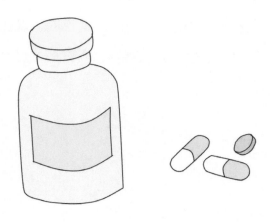

目前对于有痛经、腹部结节包块、不孕、月经过多等子宫内膜异位症症状的患者，通过妇科检查、影像学扫描和实验室血清标志物等检查，基本能够明确诊断，对于没有明确手术指征、具有随访条件的患者，均可以选择相应的药物治疗。

101. 子宫内膜异位症常用的治疗药物有哪些？

目前子宫内膜异位症的药物治疗包括西药和中药，临床上常用的西药包括非甾体抗炎药、口服避孕药、孕激素类、雄激素衍生物类和 GnRH-a 类；中药类根据辨证施治原则进行组方，也在子宫内膜异位症治疗中发挥重要作用。

每一类药物根据药物的剂量和剂型又分出不同的名称，并且有其各自的适应指征、适应人群、用药时间和相应的药物不良反应。因此，对于不同年龄阶段、不同治疗需求的患者，医生选择的药物不一定相同，有时也会根据病情联合用药。对于长期用药的患者，医生也会结合患者的年龄、病变的严重程度、以往治疗的反应、患者的治疗需求，以及药物依从性等综合评估并选择用药方案。

102. 未婚年轻患者有卵巢巧克力囊肿不想做手术，能选择药物治疗吗？

理论上讲，年轻且暂无生育要求的卵巢巧克力囊肿患者选择药物治疗是可行的。卵巢巧克力囊肿患者选择药物治疗还是手术治疗，需要经过专科医生的检查与评估分析后决定。

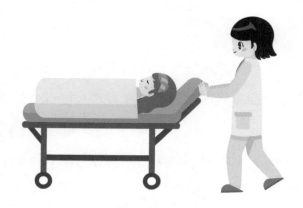

临床上，卵巢巧克力囊肿手术治疗的指征包括以下几个方面。

（1）具有严重痛经症状且经药物治疗无效、合并卵巢巧克力囊肿直径 ≥ 5 cm。

（2）痛经合并不孕症。

（3）卵巢巧克力囊肿生长快、血流丰富，或者囊肿内有乳头回声等。

（4）卵巢巧克力囊肿破裂。

一般情况下，对于年轻未婚的卵巢巧克力囊肿患者，如果没有明显的痛经症状，也没有生育要求，可以使用药物治疗并定期进行复查。但是，如果药物治疗期间出现痛经加重、不孕、可疑卵巢巧克力囊肿破裂，甚至癌变等情况，需要及时手术。

不同的患者具体情况不同，医生需要结合患者的全面检查结果，进行个体化的评估和治疗方案的选择。

103. 手术诊断为深部浸润型子宫内膜异位症，术后药物治疗多久可以备孕？

对于明确诊断为深部浸润型子宫内膜异位症的不孕症患者，术后药物治疗不能增加自然怀孕概率。在临床上可以分为以下几种情况区别处理。

（1）对于年龄＞35岁、卵巢功能不好，或者不避孕多年不孕的患者，建议直接试管婴儿助孕。

（2）对于年龄＜35岁、卵巢功能好、不孕年限短的患者，可根据具体情况，直接选择试管婴儿助孕；或者术后给予GnRH-a治疗1～3个月或更长时间，在医生指导下备孕；如备孕半年仍未怀孕，也应考虑试管婴儿助孕。

总之，子宫内膜异位症患者术后药物使用时间，需要医生就患者具体情况进行综合分析后再确定。

104. 患有子宫内膜异位症，日常痛经严重。准备明年开始备孕，现在需要治疗子宫内膜异位症吗？

需要进行治疗。

子宫内膜异位症造成的痛经不仅影响生活质量，也会对生育能力产生不良影响。在暂时没有生育计划期间，应积极到医院就诊，按照医生建议进行相应治疗，缓解痛经症状，控制病情发展。

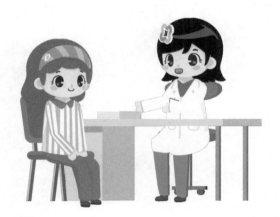

治疗子宫内膜异位症痛经的一线药物主要有短效口服避孕药、高效孕激素类药物，依据病情程度也可能会使用 GnRH-a 等药物；对于有手术指征的痛经患者，如有体积较大的卵巢子宫内膜异位囊肿或深部浸润型子宫内膜异位病灶，可能需要手术治疗。

总之，痛经症状严重、短时间内也没有怀孕计划的子宫内膜异位症患者，必须积极进行治疗，具体治疗方案应由专科医生诊断评估后决定。

105. 子宫内膜异位症患者进行试管婴儿前 是否需要进行药物调理？

子宫内膜异位症不孕患者接受试管婴儿助孕之前是否需要药物调理，应由专科医生进行全面检查评估之后决定。

一般来讲，子宫内膜异位症不孕患者在进行试管婴儿助孕之前，应首先排除影响试管婴儿成功的相关因素，如严重的痛经症状、血清 CA125 水平、卵巢的功能状态、是否有影响取卵和将受精卵向子宫腔移植的因素等。如存在上述因素，应进行相应调理和治疗。

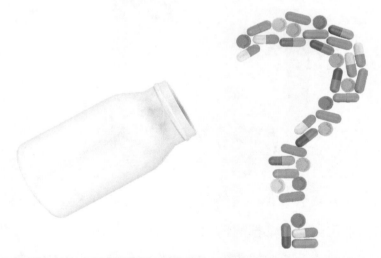

在排除了影响试管婴儿助孕的相关因素之后，即可进入试管婴儿助孕流程。根据患者具体情况，采用卵泡期长效长方案或超长方案等促排治疗，在酌情采用新鲜胚胎移植或冷冻胚胎后，应用降调方案移植冷冻胚胎。

有研究报道，进行试管婴儿前打 GnRH-a 3 ~ 6 个月，可以增加助孕成功率。具体方案应根据患者的病变分期、以往试管婴儿助孕结局，再结合年龄等因素进行综合分析，遵照医生的建议。

> **106.** 28 岁被诊断为子宫内膜异位症，担心疾病会影响以后怀孕，现阶段可以进行什么治疗？

对于已经明确诊断的子宫内膜异位症，需要尽早进行治疗干预，阻止疾病进展。

如果患者未婚，应根据医生建议积极进行治疗，一般情况下，医生会优先选择保守治疗；如果患者已婚，没有明显的痛经和卵巢囊肿，建议积极备孕争取尽早怀孕。

在备孕过程中，应定期到医院进行检查，监控卵泡发育和病情发展，备孕 6 ~ 12 个月仍未孕者，应遵照医嘱选择助孕。

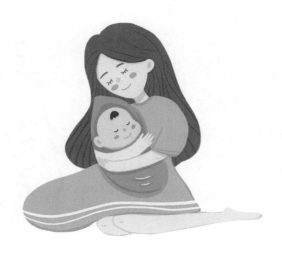

> ## 107. 子宫内膜异位症打针治疗需要用多长时间，引起更年期症状怎么办？有没有除了打针以外其他的药物？

打针是指通过肌肉途径用药，使用的药物为 GnRH-a。GnRH-a 是治疗子宫内膜异位症的药物之一，除此以外，还有其他多种药物可以选择。

GnRH-a 是由人体下丘脑分泌产生的神经激素，目前已经能够人工合成并在临床使用。其主要用来治疗包括子宫内膜异位症、子宫腺肌病、儿童性早熟、男性前列腺癌等疾病。

GnRH-a 用于子宫内膜异位症治疗主要针对以下情况。

（1）手术后明确诊断为Ⅳ期子宫内膜异位症，病变范围广泛、合并深部浸润型子宫内膜异位症等手术不能彻底切除病灶的情况。

（2）卵巢巧克力囊肿破裂，血清 CA125 水平升高，或卵巢多房囊肿剥除，为了减少或延缓复发的治疗。

（3）作为重度子宫内膜异位症手术前预处理用药，特别是合并贫血的患者，或预估盆腔粘连严重，为纠正贫血、减少手术时造成损伤的预处理用药。

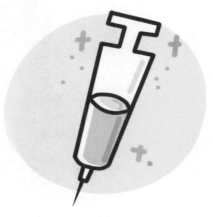

（4）子宫内膜异位症手术后复发的病例，特别是对于复发症状严重，痛经或月经过多明显，对患者生活质量造成影响的治疗。

（5）其他应结合患者的具体情况，医生认为有用药指征的患者可用。

GnRH-a 是长效针剂，用药后药物在体内缓慢释放，目前妇科临床使用的剂型作用时间为 28 ～ 30 天，即每月 1 次，治疗周期通常为 3 ～ 6 个月，具体应根据病情需要，在医生指导下使用。

目前已经有了长效 GnRH-a 剂型，即打一针能够作用 3 个月的剂型，但是在妇科尚未应用。

GnRH-a 治疗子宫内膜异位症的作用机制是通过抑制下丘脑 – 垂体 – 卵巢轴，抑制卵巢内分泌功能，抑制排卵，使体内的雌激素和孕激素水平降低，进而达到抑制异位子宫内膜病灶生长的目的。

针对 GnRH-a 用药后体内的低雌激素环境，可能产生一系列类似更年期的症状，如潮热、出汗、烦躁易怒、睡眠差及阴道干涩等不适症状，长疗程用药还可能会引起骨质丢失等。但是，这些症状并不是所有患者都会出现，且症状严重程度也因人而异。一般来讲，3 个月以内的治疗不会出现严重症状，3 个月以上的疗程，医生通常会根据患者出现的不适反应而进行反向添加治疗，即补充少量的雌激素使体内雌激素水平不至于太低，但是剂量不能超过治疗子宫内膜异位症的"窗口剂量"，即用药的阈值剂量，否则就会中和 GnRH-a 的治疗作用。

子宫内膜异位症还有其他多种药物可以选择，包括口服避孕药类、孕激素类及其衍生药物，可以单独使用，也可以联合使用，特别是 GnRH-a 治疗与其他非注射类的药物联合，是目前子宫内膜异位症长期管理的主要模式，也是手术后控制复发的治疗选择。

需要注意的是，尽管药物种类很多，但每种药物都有其治疗作用和不良反应，选择何种药物方案和用药期间的监测管理，需要听从专科医生的医嘱，在医生的指导下用药。

108. 患有子宫内膜异位症，没有性生活，治疗时为什么要吃避孕药？

口服避孕药是针对年轻、没有性生活的子宫内膜异位症患者的首选药物。

口服避孕药的主要成分是由人工合成的雌激素和孕激素配比形成的复合物，按照药物组成和药理作用分为 3 类，即短效避孕药、长效避孕药和紧急避孕药。除了避孕效果，短效避孕药还可以针对其他多种疾病发挥疗效。

短效口服避孕药进入体内后，可以通过降低垂体促性腺激素的水平，抑制卵巢排卵功能及雌激素分泌，造成体内较低的雌激素水平，抑制子宫内膜和异位的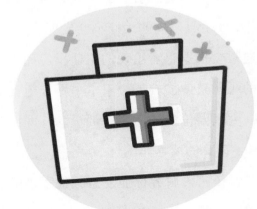

内膜病灶生长，导致内膜萎缩、经量减少、痛经症状消失等，达到治疗子宫内膜异位症的目的。

短效口服避孕药的作用相对缓和，药物不良反应相对较少，适合长期用药。年轻尚未婚育的患者需要长期用药。目前，临床上已经将口服避孕药作为治疗子宫内膜异位症的一线治疗药物。口服避孕药类根据剂型不同又分为周期性用药和连续性用药，具体的药物选择和服用方法应遵照医生的建议及指导进行用药。

> **109.** 每个月痛经需要吃止痛片，现在需要加大剂量才能止痛，还有什么药物可以用吗？

首先，出现严重的痛经症状需要到医院检查明确原因，不建议大剂量服用止痛药物。

如前所述，引起痛经的原因很多，对于持续加重的痛经，或者需要服用止痛药物才能缓解的痛经，首先建议去医院就诊，排查痛经的病因，明确是原发性痛经还是由盆腔器官器质性病变引起的继发性痛经，如子宫内膜异位症、子宫腺肌病或盆腔炎性疾病等。

服用止痛药物（如布洛芬）是缓解疼痛的对症处理方式，尽管有一定效果，但只能是暂缓之计，长期服用止痛药物还可能给身体带来不良影响。对于被医生明确诊断为子宫内膜异位症或子宫腺肌病的患者，可以选用下列药物。

（1）短效口服避孕药：可以通过抑制排卵、减少激素的分泌，达到减轻或消除疼痛的目的，有效率可达 90%。

（2）高效孕激素（如地诺孕素、左炔诺孕酮宫内缓释系统等）：可以抑制子宫内膜增生，使异位的子宫内膜萎缩，发挥缓解痛经的作用。

（3）促性腺激素释放激素激动剂（GnRH-antagonist，GnRH-a）类：可通过抑制卵巢功能，使子宫内膜萎缩，造成人工绝经，达到缓解症状的目的。

（4）中医中药类：具有活血化瘀、理气止痛等功效，需要辨证施治才能选择用药。

对于盆腔炎性疾病引起的疼痛，需要使用抗生素进行抗炎治疗。

特别提醒： 子宫内膜异位症患者选择哪类药物，需要经过全面检查和医生的诊断分析，不同年龄、不同临床表现的患者，选择的药物各不相同，即使是止痛药物也要在医生指导下使用，需要对引起痛经的原因进行明确分析后才能使用。此外，盲目选择止痛药物或长期服用止痛药物有可能对身体造成不良影响。

110. 患有子宫内膜异位症同时伴有乳腺结节，还能使用药物治疗吗？

这种情况应该由乳腺专科医生明确结节性质后，再选择药物治疗。

乳腺结节是女性常见的乳腺疾病，多数为良性病变，常见的乳腺增生与乳腺结节可能与雌孕激素作用相关。

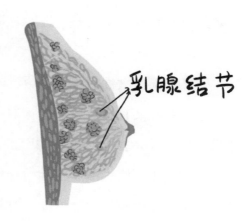

乳腺结节

乳腺癌是女性恶性肿瘤高发病之一。合并乳腺结节的子宫内膜异位症患者在选择药物治疗前，应对乳腺病变进行全面的检查和评估，排除乳腺癌风险后才能在医生指导下选择药物治疗。

因为子宫内膜异位症的药物治疗时间相对比较长，因此在用药期间应该定期随诊，必要时由乳腺专科和妇产科医生会诊，酌情调整药物方案与用药时间，并密切监测乳腺情况。

111. 有子宫内膜异位症痛经很严重，能用止痛药吗？

对于严重影响生活的痛经，止痛药物通常起效较快，可以起到立竿见影的作用。但是，目前止痛药物多数以抗炎止痛为主，不能从根源上治疗子宫内膜异位症，属于治标不治本。长期依靠

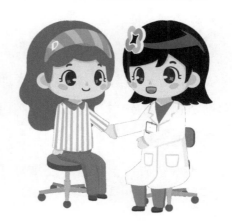

止痛药物还有可能掩盖病情进展，延误对子宫内膜异位症的早期诊断与早期治疗。

痛经是很多女性朋友都经历过的症状，对于已经明确子宫内膜异位症诊断，又有严重痛经症状的患者，建议及时到医院就诊，按照医生检查与评估的结果进行相应治疗。

目前用于子宫内膜异位症治疗的药物，如高效孕激素中的地诺孕素，对子宫内膜异位症疼痛具有较好的止痛效果，基本能够控制痛经症状和病灶发展。

因此，不建议长期服用止痛药物。

112. 得了子宫内膜异位症但不想做手术，药物可以根治吗？

药物是治疗子宫内膜异位症的重要方法，但是，药物治疗不能替代手术治疗。具有明确手术指征的患者，特别是具有癌变风险的患者，必须及时手术治疗。

子宫内膜异位症是可以侵犯到全身器官的疾病，最常见的部位是在女性盆腔器官与盆腔腹膜表面，病灶分布可以呈现多点、成片和结节包块样分布，被称为盆腔内的"沙尘暴"。因此，子宫内膜异位症无论是通过药物治疗还是手术治疗，都不能根治。

手术是有创治疗，不能重复实施，但是药物可以长期服用，药物虽然不能根治病灶，但是可以完全控制病灶的发展和改善病灶引起的不适症状。

目前用于子宫内膜异位症治疗的药物种类较多，具体药物的选择和治疗方案应依据患者的年龄、具体病变的程度、范围、需要解决的问题（缓解疼痛还是改善生育力等），同时还应考虑药物的适应指征、不良反应等因素综合评估。

子宫内膜异位症药物治疗是高度个体化的治疗，需要结合患者的年龄、症状的严重程度、对生育的要求、既往治疗史，以及经济状况等因素综合考虑。

113. 治疗子宫内膜异位症的药物里有没有激素？

治疗子宫内膜异位症的药物基本都含有激素，但"此激素"非"彼激素"，这里所说的激素主要是性激素，而不是皮质激素。

女性体内的性激素主要包括雌激素和孕激素，以及少量雄激素，这些激素都是维持女性生理功能的重要激素。例如，维持正常的月经来潮和月经周期与月经量，维持女性器官的生理功能与生育功能，保障女性的内分泌稳定和独特的女性特征等。

皮质激素则是由肾上腺皮质分泌合成的激素，包括糖皮质激素和盐皮质激素，对于机体的生长、发育、代谢及免疫功能等具有重要的调节作用。体内各类激素的产生和分泌平衡是维持机体正常生理状态的前提保障，任何因素打乱了体内激素的平衡状态，均有可能产生与之相关疾病的风险。皮质激素的长期服用有可能出现代谢方面的不良反应，如肥胖等。

目前治疗子宫内膜异位症常用的药物如口服避孕药、高效孕激素、雄激素衍生物等都含有性激素，药物成分中主要还是雌激素和孕激素，即使 GnRH-a，也是通过抑制体内激素的合成与分泌发挥作用的。

114. 治疗子宫内膜异位症服用激素会长胖吗？

目前治疗子宫内膜异位症的药物中，多数情况下是不会引起肥胖的。

如前所述，治疗子宫内膜异位症的药物成分主要是雌激素和孕激素，个别药物中含有少量雄激素或具有微弱的雄激素样作用，这些药物的作用主要是造成体内雌激素、孕激素水平的降低，实现抑制异位子宫内膜的生长、控制疾病发展的目的。

孕激素包括合成孕激素和天然微粒化黄体酮，合成孕激素与皮质类激素受体结合，可能会导致一些不良反应，如痤疮、体重增加、液体潴留等。但是随着医学的发展，临床上所应用的黄体酮基本上都是天然微粒化黄体酮，这类黄体酮是符合人体生成的孕激素标准的化学复制品，其化学结构和空间构象完全等同于卵巢分泌的孕激素，与合成孕激素完全不同。因此是很安全的，一般不会长胖。

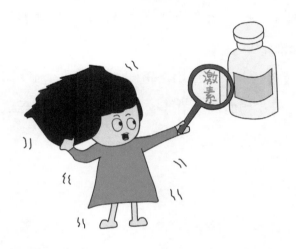

不仅如此，治疗子宫内膜异位症的药物中含有的性激素一般不会造成机体代谢功能的紊乱，个别含有雄激素成分或具有雄激素作用的药物可能会促进食欲的增加，但这种作用在用药说明书上都有提示，并且在治疗剂量下这种食欲的增加是可以控制的，通过"管住嘴、迈开腿"的生活方式调理，不会造成体重暴增。

115. 治疗子宫内膜异位症服用避孕药治疗期间还能怀孕吗？

口服避孕药的作用机制就是避孕，服药期间当然不会怀孕。

目前用于子宫内膜异位症治疗的口服避孕药主要是短效避孕药类，对于月经周期规律的患者，长期用药在发挥避孕作用的同时，还能够降低垂体促性腺激素的水平，抑制卵巢排卵功能，抑制雌孕激素分泌的峰值水平，进而使异位子宫内膜病灶萎缩，达到治疗子宫内膜异位症的目的。

口服短效避孕药，如果用法正确、不漏服，避孕的效果可高达99%，所以，对于短时间没有生育计划的子宫内膜异位症患者，医生才建议口服避孕药治疗。

> **116.** 子宫内膜异位症卵巢巧克力囊肿术后4年多，现产后2年半一直按医嘱口服避孕药，现准备要二胎，停药多久可以备孕？

子宫内膜异位症对生育的影响一直是临床医生高度关注的问题，这主要是因为子宫内膜异位症易复发，对受孕影响较大，而且复发次数越多，对生育的影响越大。

该患者有规范的子宫内膜异位症治疗经过，手术之后坚持药物长期管理，对于降低疾病的复发有很重要的作用。短效口服避孕药是每个月需要多次服用的，每片所含的激素剂量比较小，在体内代谢比较快，一般来说，停药1个月后即可备孕。

117. 子宫内膜异位症患者服用激素类的药物对性生活有影响吗?

目前用于子宫内膜异位症治疗的口服类药物主要是口服避孕药、高效孕激素类、雄激素衍生物类及上述药物的衍生物制品。

（1）口服短效避孕药的主要作用是抑制排卵，抑制卵巢功能。其不良反应相对比较少，偶有消化道症状或肝功能异常。40岁以上或有高危因素（如糖尿病、高血压、血栓史及吸烟）的患者要警惕血栓的风险。

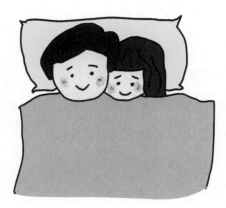

（2）高效孕激素类主要以地诺孕素、地屈孕酮为代表，其主要的作用机制是使机体处于高孕激素状态，通过对抗雌激素致使异位的子宫内膜萎缩。不良反应主要表现为突破性出血、乳房胀痛、消化道症状及肝功能异常。

（3）雄激素衍生物类是在雌激素、孕激素的基础上含有少量的雄激素成分，也是通过抑制卵巢功能、降低雌激素水平发挥治疗作用。

主要的不良反应包括毛发增多、情绪改变、声音变粗等。

由此可见，服用上述激素类药物治疗子宫内膜异位症，对患者的性生活不会造成影响。

118. 治疗子宫内膜异位症打针会不会引起骨质疏松？

打针是指通过肌肉途径用药，主要是 GnRH-a 类药物。GnRH-a 长期用药可能导致骨密度下降，引起骨质疏松。

GnRH-a 是由下丘脑分泌产生的神经激素，目前已能人工合成并在临床使用，其主要用来治疗子宫内膜异位症、子宫腺肌病等雌激素依赖性疾病。

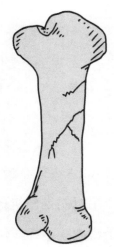

GnRH-a 的作用机制是通过消耗垂体的 GnRH 受体，造成体内低雌激素状态，出现暂时性（用药期间）的绝经和体内较低的雌激素水平，达到抑制异位子宫内膜病灶生长的目的。正是因为该类药物能够降低体内雌激素水平，因而可能导致骨密度的丢失，文献报道，GnRH-a 可致平均骨量丢失率达 4%～6%。对于长期用药的患者应酌情补充钙剂。

119. 治疗子宫内膜异位症打针后不来月经了是否会损伤卵巢功能?

打针是将 GnRH-a 通过肌肉注射给药,不会损伤卵巢功能。

GnRH-a 具有较强的性腺抑制作用,用药期间不但不会损伤卵巢功能,相反,还会对卵巢功能起到保护作用。

(1) GnRH-a 通过抑制卵泡刺激素(FSH)释放,阻止卵泡进入周期募集,相当于人为保护了大部分初级卵泡,使卵泡储备得以保护。

(2) GnRH-a 通过减少卵泡的凋亡,保护卵巢储备功能。

(3) GnRH-a 具有保护卵巢生殖干细胞的作用,间接起到保存卵巢功能的作用,GnRH-a 停药后,平均 3 个月左右即可恢复月经,所以,用药期间不必担心药物会对卵巢功能造成损伤。

需要说明的是:①年龄会影响卵巢储备功能,35 岁以后,随着年龄增长,卵巢储备功能逐渐下降。②疾病会影响卵巢功能,如子宫内膜异位症可以从多种渠道破坏卵巢储备功能,降低患者生育力。③重复手术可能破坏卵巢储备功能,手术是双刃剑,手术在剥除卵巢巧克力囊肿治疗疾病的同时,也不可避免地对正常卵巢组织造成破坏,影响卵巢储备功能。

120. 治疗子宫内膜异位症通常需要打几针呢？打针有什么不良反应呢？怎么缓解？

对于具有使用 GnRH-a 类药物指征的子宫内膜异位症患者，用药时间通常为 3 ～ 6 个月，或者根据具体的病情和治疗需求，由医生酌情延长治疗时间。

首次给药后，垂体卵泡刺激素和黄体生成素升高，使卵巢分泌的激素短暂升高，呈现"点火效应"，部分患者在首次用药后可能出现月经来潮，随着用药时间延长，垂体细胞表面受体位点减少，进而使体内性激素分泌减少至绝经后水平，就不会有月经来潮了。

GnRH-a 使用期间出现的常见不良反应包括潮热、出汗、情绪激动易怒、阴道干涩及睡眠差等更年期症状；长疗程使用可能会影响骨代谢，使骨质丢失增加。

如果患者在用药期间出现上述不适反应，应由医生评估后酌情给予反向添加治疗，常用的反向添加方案包括：雌孕激素联合用药、单用孕激素或含有雌孕雄激素的药物，但是，这些药物剂量必须保证维持体内雌激素水平在窗口剂量以下水平，即体内雌激素水平波动在既不刺激异位内膜生长，又不出现围绝经期症状及骨质丢失的水平。

需要注意的是，对于长期用药或出现骨骼疼痛的患者，应酌情补充钙剂。

121. 治疗子宫内膜异位症的药物是不是都会引起骨质疏松？

骨质疏松是一种代谢性骨病，主要由于骨质形成减少，骨吸收增加所致。一般情况下发病主要与年龄有关，中国女性 60 岁以上人群患病率高达 49%。

雌激素对骨代谢有重要影响，绝经后人体内雌激素水平降低是发生骨质疏松的常见原因。

在子宫内膜异位症治疗中使用的药物大多是通过抑制卵巢功能，降低体内性激素水平，达到抑制异位子宫内膜生长控制病情发展的目的。例如，GnRH-a 类药物长期使用有可能对骨代谢产生一定影响，相比口服类药物和局部使用的药物如地诺孕素、左炔诺孕酮宫内缓释系统等，后者对骨代谢的影响较小，适合作为长期管理的药物选择。

特别提醒：对于需要长期管理用药的子宫内膜异位症患者，一定要定期到医院进行复查，不仅仅要关注药物对骨代谢的影响，还应关注药物的其他不适反应，医生会根据患者的具体情况进行综合分析与处理。

122. 子宫内膜异位症做完手术要打针预防复发，这个药对以后怀孕会不会有影响？

这里所说的打针是指 GnRH-a 肌肉注射。GnRH-a 短期用药不会影响以后怀孕。

GnRH-a 是人工合成的一种多肽物质，是促性腺激素释放激素（GnRH）的类似物，用药期间具有较强的性腺抑制作用，会对卵巢功能起到保护作用。前面的问题中已经对该药物进行了很多讲解，如果疾病治疗需要，应遵照医生医嘱和要求用药。

一般情况下，对于具有正常月经周期的患者，GnRH-a 停药之后 6 ～ 12 周卵巢功能即可恢复，只要患者卵巢功能是正常的，也没有影响生育的相关因素，是不会影响以后怀孕的。

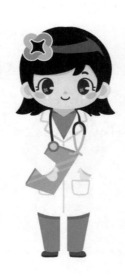

123. 治疗子宫内膜异位症打针后不来月经是绝经吗？怎么办？

这里所说的打针是指 GnRH-a 肌肉注射。GnRH-a 是针剂，打针后不来月经不是绝经，是用药后的正常反应。

GnRH-a 又称促性腺激素释放激素激动剂，药物进入人体后，能够与大脑中枢中垂体上的受体结合使其产生脱敏效应，进而使垂体对卵巢的"指挥"作用失常，卵巢不能正常分泌雌激素，从而形成体内较低的雌激素水平。低雌激素产生的影响表现在：一方面，子宫内膜失去雌激素的支持不能够正常生长和剥脱，表现为不来月经，也就是停经；另一方面，体内低雌激素水平也会抑制异位子宫内膜病灶的生长，进而缓解或消除由于异位病灶产生的不适症状，这就是打 GnRH-a 的作用。

但是，GnRH-a 对大脑中枢的抑制只是用药期间的暂时性作用，停药以后这种抑制作用就会消除，所以停药后月经是可以恢复正常的。对于卵巢功能正常的用药人群，一般在停止打 GnRH-a 后 3 个月左右恢复月经；若患者在停药后 3 个月以上仍未恢复月经，则需要及时就诊检查闭经的原因。

另外，打 GnRH-a 期间可能会出现由于低雌激素导致的症状，最常见的有潮热、出汗、失眠及急躁易怒等，有些患者可能伴有骨关节疼痛、骨质疏松等。出现这些症状不必紧张，这是用药后的不适反应。医生会酌情进行反向添加治疗，即补充小剂量雌激素和对症治疗，缓解患者的不适症状。

124. 患子宫内膜异位症现在服用避孕药依然有痛经，可以服用止痛药吗？"

以痛经为主要症状的子宫内膜异位症患者，如果口服避孕药物不能控制痛经症状，就应该更换治疗方案。对于合并不孕或附件包块，应首选手术治疗；如果未合并不孕且无附件包块，应更换其他药物治疗；如果药物治疗无效可考虑手术治疗。

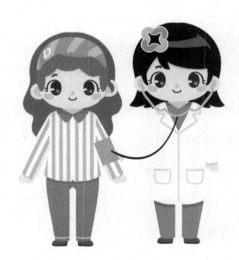

口服避孕药治疗子宫内膜异位症痛经的患者，只要是按医嘱用药，大部分患者的痛经症状可以得到减轻或控制。如果按医嘱要求

口服避孕药治疗痛经，症状依然不能减轻或消失，应及时找医生就诊查明原因。根据检查情况医生可能会更换其他治疗子宫内膜异位症的药物或进行联合用药，或者选择手术治疗。不建议患者自行添加止痛药物，特别是长期服用止痛药物。

125. 患子宫内膜异位症现在服用地诺孕素，需要避孕吗？

地诺孕素对排卵功能有一定抑制作用。目前尚无对其避孕效果的研究数据。

研究显示，每日连续服用地诺孕素 2 mg，1 个月后，会出现排卵抑制。实际上，地诺孕素具有剂量依赖性的排卵抑制活性，每天 2 mg 和 3 mg 均显示出很高的排卵抑制效力。在国外，含有炔雌醇 0.03 mg 和地诺孕素 2 mg 的复方口服避孕药，是已经被认可的避孕方案。但是，目前临床上使用的 2 mg 地诺孕素只被批准用于治疗子宫内膜异位症，目前还没有被作为避孕药进行研究，缺乏可靠的试验数据。

如果患者有避孕需求，建议在用药期间额外采取避孕措施，如使用安全套，或者放置不含活性药物的宫内节育器等；也可以放置含孕激素的宫内节育器，预防意外妊娠。

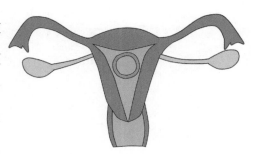

*126.*已生育过没有再生育要求且无其他不适，有必要治疗子宫内膜异位症吗？

对于曾经明确诊断为子宫内膜异位症的患者，即使没有再生育要求也没有不适症状，仍然需要进行定期检查和病情监测，发现问题都应进行定期检查和监测，酌情进行干预治疗。由于子宫内膜异位症患者最主要的临床特征是疼痛、不孕和结节包块，在定期检查和监测中可以针对不同情况进行不同处理。

（1）对于没有生育要求，同时也没有明显痛经或腹痛不适症状的患者，可以进行定期复查，动态监测。

（2）对于有痛经或慢性腹痛等不适症状的患者，有必要进行药物治疗，控制疾病发展，缓解不适症状。

（3）对于有结节包块（卵巢子宫内膜异位症囊肿）的患者，一方面应进行定期复查，动态监测囊肿生长变化；另一方面可通过药物治疗控制囊肿生长、抑制疾病进展，对于围绝经和绝经后人群，欢迎强化定期复查和监测的意义，警惕子宫内膜异位症癌变的风险。

子宫内膜异位症是容易复发的疾病

127. 什么是子宫内膜异位症复发？

子宫内膜异位症复发是指经过手术和（或）药物治疗，相关症状缓解或消失后，之前的不适症状再次出现，并且恢复至治疗前程度，甚至症状比治疗之前更加严重，或者再次出现新的异位病灶，例如，卵巢巧克力囊肿等 B 超表现。

128. 子宫内膜异位症作为一种良性疾病，为什么会复发？

复发通常是因为引起疾病发生发展的原因没有被清除，停止治疗后原有症状或病灶再次出现，并由此产生相应临床危害。迄今为止，子宫内膜异位症的病因尚不清楚，临床上不能从源头阻断疾病发展，复发在所难免。但是，通过相应治疗措施和长期管理是完全可以减少和避免复发的。

子宫内膜异位症的发生发展过程中存在着新病灶形成和手术后残留病灶再生的复杂病因机制。临床研究发现，复发的深部子宫内膜异位病灶，在二次手术时依然可以发现与前次手术相同区域的病灶，而大多数卵巢巧克力囊肿复发，也发生在前次手术的同侧卵巢。引起复发的原因可能是前次手术残留的小病灶继续生长，尤其是接受了保守性手术（保留卵巢的手术）的患者，有时对于粘连严重或者多房囊肿的病灶，手术中难以彻底清除，这可能是手术后病灶再发的原因；与此同时，对于卵巢功能活跃的年轻患者，经血逆流可能会使新生病灶再次植入、侵犯和生长，这一途径也是复发的重要原因。

所以，子宫内膜异位症是容易复发的疾病，是需要药物治疗的疾病，是需要通过规范用药和定期随访的长期管理措施来减少和避免复发的疾病。

129. 子宫内膜异位症复发率有多高？

经过手术明确诊断但手术后未经过规范治疗的子宫内膜异位症患者，大约40%～50%的患者在初次治愈后有可能复发。子宫内膜异位症是一种慢性病，是手术不能根治的疾病，是容易复发的疾病。子宫内膜异位症更是雌激素依赖性疾病，只要卵巢功能正常且有足够的雌激素支持，异位的子宫内膜病灶就有可能生长、复发、产生不适症状。

临床实践证明，子宫内膜异位症手术中即使切除所有肉眼可见的病灶，手术后如果没有进行药物治疗和相应管理，至少有

10% ～ 20% 的患者在手术后 1 年复发，手术后 5 年的复发率高达
40% ～ 50%。所以，对于子宫内膜异位症，绝不是手术"一切了之"
的疾病，做好手术后患者的长期管理才是预防复发的关键。

130. 子宫内膜异位症在什么情况下容易复发？

子宫内膜异位症的复发与疾病的分期、伴随的高危因素，以及
是否坚持治疗、规范的随访管理密切相关。临床研究发现，子宫
内膜异位症复发的高危因素包括以下几个方面。

（1）年龄：患者越年轻，复发风险越高。临床研究发现，手术
时年龄 < 32 岁的患者，复发的风险显著高于年龄 ≥ 32 岁的患者。

（2）临床表现：是疾病引起的不适症状及其严重程度，如疼痛
和疼痛评分（VAS 评分）、卵巢巧克力囊肿的大小和是否为双侧囊肿、
既往妊娠史与不孕史，以及是否坚持用药和治疗效果等。

（3）疾病分期：是手术中对发现病灶的全面评估，如病灶分布
的范围、双侧或单侧卵巢巧克力囊肿（如为多房囊肿则更容易复发）、
病变是否造成严重而广泛的粘连及其程度、是否合并深部浸润型子
宫内膜异位症等，医生根据这些病灶分布与特点，按照国际统一的
诊断分期标准，对病变的严重程度进行量化评分，进而得到疾病的
分期。手术中分期越晚，手术后复发的概率越高。

（4）痛经症状严重但药物治疗效果不佳、卵巢巧克力囊肿为双

侧、既往有不孕症病史、手术后不坚持药物治疗的患者，都是复发的高危人群。此外，手术中对病灶清除的程度和手术切除的彻底性等，也是引起复发的因素之一。对于广泛而严重的病变，手术是不能够根治病灶的；反之，残留的病灶越多，复发的概率越高。

（5）手术后是否接受药物治疗和长期管理，对控制疾病复发也是至关重要的影响因素。接受规范的药物治疗和长期管理，可以减少和避免复发。

131. 为什么越年轻子宫内膜异位症术后越容易复发？

首先，子宫内膜异位症是激素依赖性疾病，年轻患者卵巢功能活跃，身体代谢能力强，能够为异位病灶提供良好的生长环境。其次，年轻患者距离卵巢功能衰竭（绝经）的时间尚早，与疾病共存的时间较长，病灶复发的风险增加。最后，对年轻患者进行手术时，主要以保护卵巢功能和生育功能为主要目标、以保守性手术为主要选择，这也是疾病复发的潜在风险。

由此可见，年龄是子宫内膜异位症复发的危险因素，越年轻越应重视手术后的长期管理。有生育需求的患者应尽早备孕，没有生育需求的患者应配合医生做好对疾病的长期管理。

132. 子宫内膜异位症手术后，再打针吃药可以保证不复发吗？

子宫内膜异位症手术后，通过打针、吃药等后续管理措施可以预防和减少复发。

子宫内膜异位症是目前为止不能通过手术或药物根治的疾病，因为它是病因不明确的疾病，是激素依赖性疾病，是可以波及全身多个部位和器官的疾病，也是妇科领域一种慢性和容易复发的疾病。无论患者是否接受了手术治疗，只有通过打针、吃药和长期管理才可以预防或减少疾病复发的风险，所以临床上提出了对子宫内膜异位症要实施"长期管理"的目标，就是通过酌情使用药物治疗控制疾病并尽可能减少复发。

133. 听说子宫内膜异位症复发率很高，是不是越晚手术越好呢？

这种想法没有科学依据。

子宫内膜异位症是一种逐渐进展的慢性疾病，与其他疾病一样，早期诊断、早期干预治疗，对于改善治疗及预后是大有益处的。延误诊断或任由疾病发展，不仅会引起包括痛经在内的各种症状的加重，严重者还可能造成卵巢功能损伤，影响患者的生活质量和生育能力；特别是子宫内膜异位症还有发生癌变的风险，延误诊断与治疗甚至可能危及患者的生命安全。因此，对于被诊断为子宫内膜异位症的患者应按照医嘱进行规范治疗。

手术治疗是子宫内膜异位症治疗的组成部分，医生通常会根据患者症状的严重程度、病灶的部位和范围、患者的生育要求等情况选择合适的手术时机。子宫内膜异位症手术时机的选择不在于时间的早晚，而在于对患者是否利益最大化。对子宫内膜异位症这个疾病而言，手术后的药物治疗和长期管理才是预防复发的关键。

134. 因为子宫内膜异位症已经做了手术，后续治疗还要持续多久？

对于手术后被明确诊断为子宫内膜异位症的患者，需要进行个体化治疗和长期管理，具体治疗方案因人而异。对于子宫内膜异位症而言，残留病灶再生和新生病灶形成是其复发的两大发病机制。手术后按医嘱要求接受药物治疗与不使用药物治疗相比，不用药的患者每年将有10%的概率复发，术后5年大约有半数以上的患者复发。

坚持术后长期管理并接受适合的药物治疗，能够抑制病灶生长并使之处于低活性状态，但是，不坚持药物治疗或停止治疗，有可能使残余病灶"死灰复燃"，也就是原来已经消失的不适症状又出现了，手术剥除的囊肿又新发了，甚至增大了。因此，子宫内膜异位症患者即使做了手术，也需要进行长期管理。

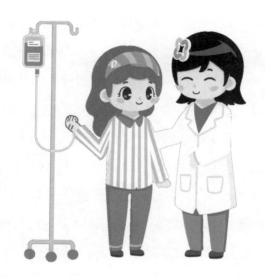

长期管理并不意味着所有患者都需要长期吃药，而是在医生定期检查监测疾病发展的过程中酌情选择治疗方案。

对于有生育要求的患者，需要在药物治疗的同时尽快促进生育；对于没有生育要求的患者，有些患者需要长期服药，有些患者需要定期复查，如果没有用药指征则可以观察，发现问题再做相应处理。

135. 子宫内膜异位症患者长期用药对身体有什么影响？如对乳腺疾病有何影响？

目前，治疗子宫内膜异位症的药物主要包括以下几大类：

（1）非甾体抗炎药：主要治疗痛经。不良反应主要为胃肠道反应，偶有肝肾功能异常。长期应用要警惕胃溃疡的可能。

（2）口服避孕药：通过抑制排卵治疗子宫内膜异位症。不良反应较少，偶有消化道症状或肝功能异常。40岁以上或有高危因素（如糖尿病、高血压、血栓史及吸烟）的患者，要警惕血栓的风险。

（3）高效孕激素：具有一定程度抑制排卵的作用，同时发挥对病灶的抑制作用。不良反应主要是阴道点滴出血、乳房胀痛等，长期用药可能会引起消化道症状及肝功能异常。

（4）GnRH-a：从中枢水平抑制卵巢排卵功能，进而抑制体内激素水平。不良反应主要是低雌激素血症引起的围绝经期症状，如潮热、阴道干燥、失眠、抑郁等。长期应用则有骨质丢失的可能。长期用药需要酌情反向添加雌激素，缓解不适症状。

所有药物在治疗疾病的同时，都可能存在相应的不良反应。通过正规的医疗途径，医生根据病情和患者自身情况选择合适的药物治疗，并且定期复查，适时调整治疗方案，可以最大限度地发挥药物的治疗作用，降低药物的不良反应。

患有乳腺疾病的子宫内膜异位症患者，应进行全面的乳腺疾病检查，分清楚乳腺疾病的性质和是否存在药物应用禁忌，按照医生的具体要求并定期检测，可以使用药物治疗。

136. 5年前接受了卵巢子宫内膜异位囊肿手术现在疾病复发，囊肿剥除手术是否会对卵巢造成损伤，并过早绝经？

卵巢子宫内膜异位囊肿（卵巢巧克力囊肿）手术后复发，是否需要再次手术，应由临床医生评估后决定。

卵巢子宫内膜异位囊肿形成的过程伴随着局部组织反复的炎症反应、粘连形成等复杂的病理改变。多数情况下，复发的囊肿与正常卵巢组织之间的界限交织不清，有些患者即使没有做过手术，增大的囊肿也已经对卵巢组织的储备功能造成了不良影响。在这种前提下实施手术，一方面，手术作为有创治疗，术中难免会对卵巢血管和正常组织造成损伤；另一方面，手术剥除囊肿也会带走大量正常卵泡，影响卵巢功能。

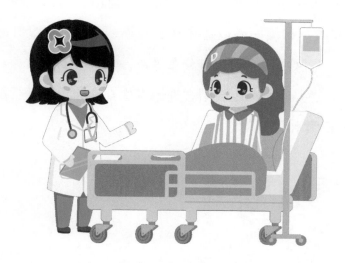

因此，对于复发的卵巢子宫内膜异位囊肿患者，若可排除囊肿癌变，应慎重选择再次手术，避免卵巢功能损伤。

137. 25 岁未婚，患卵巢子宫内膜异位囊肿未行手术治疗，需要多久复查 1 次，做什么检查？

对于卵巢子宫内膜异位囊肿（卵巢巧克力囊肿）的患者，应由专科医生检查后，对疾病进行评估，决定治疗方式和复查时间。常规进行的检查包括妇科检查、B 超检查、血清肿瘤标志物（如血清 CA125）检查。根据妇科检查和 B 超检查结果，判定囊肿的大小、活动与否、囊肿内回声和血流分布等，评估囊肿的性质和对卵巢功能的影响。必要时，医生会结合性激素检查和卵巢储备功能检查，进一步分析囊肿可能对患者产生的影响，为治疗方式的选择提供依据。

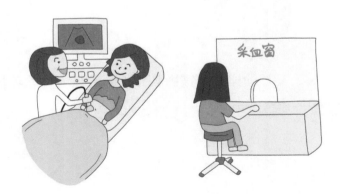

对于未经手术治疗的卵巢子宫内膜异位囊肿患者应坚持长期药物治疗，用药期间应每 3 个月进行 1 次复查，一方面观察囊肿的生

长情况和对患者的影响；另一方面观察患者用药后的治疗效果或不适反应，及时调整治疗方案。对于经药物治疗无效或不能改善的卵巢子宫内膜异位囊肿患者，应由医生建议，酌情接受手术治疗。

138. 卵巢巧克力囊肿手术后 3 年了复查彩超又发现小囊肿该怎么办呢？

卵巢巧克力囊肿手术后如果没有后续治疗，复发的概率很高，术后 3 ~ 5 年复发率为 30% ~ 50%。卵巢巧克力囊肿手术后复发的患者，应及时到医院检查。专科医生会根据患者的年龄、是否有不适症状、是否有生育要求，以及药物治疗与否等进行综合评估，决定后续治疗方案。

若患者近期有生育要求，需要根据已经备孕的时间和卵巢功能进行评估，制定个体化方案，帮助患者尽快完成生育。若患者没有生育要求，应评估是否有痛经或盆腔疼痛等不适症状、结合卵巢囊肿的超声指标如囊肿内是否有乳头、囊实回声、血流是否丰富等进行评估，明确卵巢巧克力囊肿复发并除外囊肿癌变，及时给予药物治疗。

控制卵巢巧克力囊肿复发的药物选择有多种，包括打针（GnRH-a）、口服药物或者放置左炔诺孕酮宫内缓释系统等，具体治疗方案需要专科医生根据患者的具体情况进行评估后决定。

139. 3 年前因卵巢囊肿做了腹腔镜手术诊断为卵巢巧克力囊肿，现在每个月都有痛经，是手术没有做彻底吗？

手术不能根治子宫内膜异位症，患者出现痛经症状可能是原有疾病复发。卵巢子宫内膜异位囊肿俗称"卵巢巧克力囊肿"，是异位子宫内膜侵犯到卵巢而形成的充满液体的囊性肿块，因其内含有褐色黏稠液体而得名。卵巢巧克力囊肿是子宫内膜异位到卵巢的一种病变形式，同时还会伴发卵巢以外部位的病变，如腹膜、输卵管、子宫等部位，子宫内膜异位症是可以同时侵犯多个部位的病变。

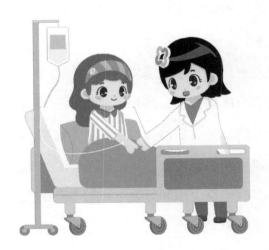

卵巢巧克力囊肿首选的治疗方法是囊肿剥除手术。但是，由于子宫内膜异位病灶分布广泛，即使手术时把肉眼可见的病灶都切除了，手术后仍然有复发的可能。研究发现，卵巢巧克力囊肿剥除术后如果没有进行药物管理，每年至少有 10% ～ 20% 的概率复发，5 年内复发率可达 50% 左右。

子宫内膜异位症手术后为什么会复发，原因可能与下列两点有关：① 手术时可能有肉眼看不到的病灶残留，而这些病灶靠手术是根本不可能清除干净的，这是术后可能复发的因素之一。② 子宫内膜通过经血逆流再次进入盆腹腔，又形成新的病灶，周而复始。

目前认为，对子宫内膜异位症单纯进行手术治疗是不够的，术后还需要进行长期管理，避免病灶复发和重复手术。

140. 子宫内膜异位症为什么要长期管理？

对子宫内膜异位症进行长期管理是为了预防疾病复发。子宫内膜异位症是激素依赖性疾病。主要发病人群是育龄期女性，而育龄期又是女性一生中卵巢功能、激素水平、生育力和工作能力最活跃的阶段，持续时间为 20 ～ 30 年。对于这个年龄段的患者，如果不接受有效的管理，疾病就会继续进展，不仅会导致严重的痛经、盆腔疼痛乃至不孕等，还会影响患者的生活质量与家庭和睦。

子宫内膜异位症是手术不能根治的疾病。即使经过手术治疗，特别是保留卵巢的保守性手术，术后仍存在复发的风险，而反复手术又会导致对卵巢功能的破坏，使临床治疗更加困难。因此，强调对子宫内膜异位症进行长期管理和有效管理就是为了减少和避免疾病复发。提倡以药物管理为主线，避免重复手术，若不得不进行手术治疗，也尽量争取只做 1 次手术。做好长期管理，才能预防复发。

141. 长期管理就是药物治疗吗？

长期管理是对慢性疾病进行的药物治疗、各项指标监测、以最小的药物不良反应实现对疾病管控的综合措施，药物治疗是长期管理的重要组成部分。

药物治疗对控制子宫内膜异位症病情发展不可或缺，但是，药物治疗可能面临药物的不良反应与不同个体对药物代谢的差异。因此，在进行药物治疗的同时，应定期复查并告知医生在服药期间的反应，医生会根据患者的具体情况酌情调整用药方案，尽量减少药物的不良反应，提高治疗效果。

进行长期管理，需要提高患者的依从性，并根据病情变化，随时调整治疗方案。同时，患者应配合治疗进行合理的生活方式管理，避免压力和过度劳累，保证健康饮食、充足睡眠，并进行适量运动等，这些都是长期管理的重要内容。

142. 子宫内膜异位症药物治疗选择中药好还是西药好?

中药和西药在治疗中发挥的药理机制不同,适应的人群和病变程度也各有不同,只要符合用药指征,中药或西药都有"异曲同工"之效。

中医中药是我国传统医学的瑰宝。研究表明,在辨证施治的基础上,中医中药对子宫内膜异位症患者在缓解痛经、促进生育和抑制病灶发展方面均取得了良好的治疗效果。

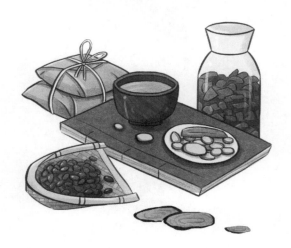

临床上可以选择中药与西药分别使用、联合使用,或者交替使用,但是,对于药物的选择和使用方法应遵照医生指导并在监测下使用。无论选择中药还是西药治疗,均应了解药物的治疗作用和不良反应,以制定获益最大、损伤最小的药物治疗方案。

" *143.* 子宫内膜异位症患者应如何运动？ "

　　运动能够促进全身血液循环，使人心情愉悦，坚持运动能够提高机体的免疫力。研究证明，在运动中、运动后的一段时间内，人体会分泌多巴胺和内啡肽类物质，而这两种物质的分泌，能够让人心跳加快、代谢增加，产生欣快的感觉。科学规律的运动，对于减少体内前列腺素的产生、降低氧化应激水平、减少炎症反应等有重要的作用。所以，适度运动有助于减轻疼痛。

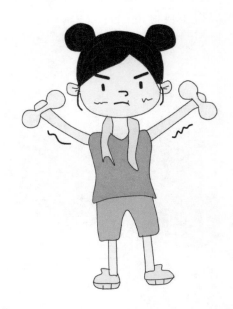

　　子宫内膜异位症患者可以根据年龄和自身条件选择运动的方式，如做瑜伽、游泳或跑步等有氧运动。坚持运动有助于减轻机体损伤，减缓老化，快速调动机体的各个部位，达到锻炼的目的。具体运动形式以适合自身情况和舒适愉快为度，重要的是持之以恒。职场繁忙的女性，可以利用工作的碎片时间，每天运动 2 ~ 3 次，每次运动 10 ~ 15 分钟。此种运动方式不仅有利于健康，还可以养成规律的运动习惯。

特别提醒：卵巢巧克力囊肿的患者，若囊肿较大且还没有做手术，不宜做卷腹、仰卧起坐之类的运动，防止囊肿破裂。对于较大的囊肿一定要及时就医，听从医生的建议进行相应治疗。

" *144.* 子宫内膜异位症患者怎样认知疾病，做好自我健康管理？"

子宫内膜异位症被称为妇科领域的疑难杂症，虽是良性疾病，但该疾病导致的疼痛、不孕及结节包块等症状，严重影响患者的身心健康和生活质量。而且，该病作为妇科领域的慢性疾病，需要长期治疗和有效管理。因此，对于罹患子宫内膜异位症的患者，更需要了解疾病特点，了解治病需求，才能更好地在医生指导下做好长期自我健康管理。以下是给子宫内膜异位症患者朋友们的几点建议。

（1）以乐观积极的心态面对生活和疾病。通过学习医学知识，了解疾病相关常识，以及疾病对自身状态的影响，做好自我适应与自我管理。

（2）谨遵医嘱，定期随访。对于需要长期用药的患者，切不要认为无不适症状就可自行停药，特别是已经经过手术明确诊断的患者，应按照专业医生的指导和用药方案坚持治疗，定期复查，及时处理和调整用药过程中的不适反应，避免疾病复发。

（3）养成健康良好的生活习惯。规律起居，科学饮食，尽量减少抗营养物质的摄入，如酒精、咖啡因等。保证充足的睡眠，加强锻炼，保持心情愉悦。

子宫内膜异位症可能影响怀孕，对于有生育需求的患者，需要积极调整生活计划，尽早开始备孕。

145. 子宫内膜异位症手术后一定要打针吗？如果不打针就一定会复发吗？

子宫内膜异位症手术后并非都要注射 GnRH-a，只有具备注射 GnRH-a 适应证的患者，医嘱才会注射治疗。

子宫内膜异位症是激素依赖性疾病，具有难根治、易复发的特点；多次手术对女性生育力可能造成巨大破坏。为了减少复发，术后需要药物控制病情，尽可能避免重复手术带来的伤害。

目前术后常用的药物包括口服避孕药、高效孕激素、GnRH-a，以及联合左炔诺孕酮宫内缓释系统，这些药物的作用是促进异位内膜的萎缩，起到降低复发的作用，GnRH-a 只是术后药物治疗中的一种。

手术后药物治疗的方案，需要根据不同生理阶段（青春期、育龄期、围绝经期等）、不同生育要求（有生育要求、无生育要求）、不同卵巢功能状态（卵巢功能正常、卵巢功能下降）进行综合考虑，制定有针对性的长期治疗管理方案。

一般情况下，对于有使用 GnRH-a 适应证的 Ⅲ ~ Ⅳ 期子宫内膜异位症患者，给予 GnRH-a 治疗 3 ~ 6 个月（28 天注射 1 针，连续注射 3 ~ 6 针）可以起到减少复发的作用。有证据支持子宫内膜异位症保守性手术后 GnRH-a 的长疗程（注射 6 个月）治疗比短疗程用药更能显著降低复发的风险，同时具有较好的成本效益比。GnRH-a 治疗后对于有生育要求的患者应鼓励尽早怀孕，GnRH-a 药物治疗停药半年内，是子宫内膜异位症不孕患者的最佳妊娠时间。

对于 Ⅰ ~ Ⅱ 期的子宫内膜异位症患者术后可以不注射 GnRH-a，对于有生育要求的患者应鼓励尽早妊娠，对于没有生育要求的患者建议术后口服药物治疗。

特别提醒：子宫内膜异位症手术后不打针并非一定会复发，手术以后究竟需要打针还是吃药，应按照医生的建议，医生会根据患者的具体情况选择适合的治疗方法。

146.子宫内膜异位症药物治疗期间可以打新冠病毒疫苗吗?

　　注射新冠病毒疫苗与使用 GnRH-a 或口服药物治疗子宫内膜异位症两者并不冲突，按照新冠病毒疫苗的防疫要求注射疫苗即可。

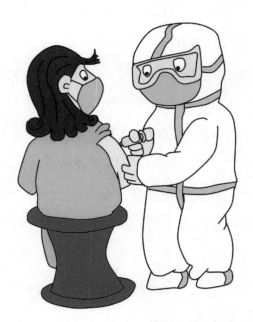

　　2021 年 3 月国家卫健委发布的《新冠病毒疫苗接种技术指南（第一版）》明确指出，新冠疫苗接种的禁忌证包括：①对疫苗的活性成分、任何一种非活性成分、生产工艺中使用的物质过敏者，或以前接种同类疫苗时出现过敏者。②既往发生过疫苗严重过敏反应者（如急性过敏反应、血管神经性水肿、呼吸困难等）。③患有未控制的癫痫和其他严重神经系统疾病者（如横贯性脊髓炎、格林-巴利综合征、脱髓鞘疾病等）。④正在发热者，或患急性疾病，或慢性疾病的急性发作期，或未控制的严重慢性病患者。⑤妊娠期妇女。

接种新冠病毒疫苗前，医生会常规询问健康状况，请如实回答相关信息。接种完成后，需现场留观 30 分钟，若有不适，请及时告知医生。接种后 1 周内尽量不饮酒、不进食辛辣刺激或海鲜类食物，建议清淡饮食、多喝水。

147. 卵巢巧克力囊肿手术后是否还需要后续治疗？

卵巢巧克力囊肿是子宫内膜移位"跑"到卵巢，并在卵巢表面种植、生长，进而逐渐形成囊肿，属于子宫内膜异位症的常见病理类型。子宫内膜异位症是雌激素依赖性疾病，有雌激素存在就会生长，对于年轻有正常月经的患者，子宫内膜异位症手术后很容易复发，仅仅做了手术是不能根治疾病的。

卵巢巧克力囊肿可以通过手术剥除囊肿，但手术不能根除疾病。因为子宫内膜异位症的病因目前尚不清楚，目前认为经血逆流是子宫内膜异位症发病的主要诱因，卵巢巧克力囊肿只是子宫内膜异位症的一种病理类型，即使手术中完整剥除了囊肿，只要患者没有绝经，或术后不按照医生要求使用药物治疗，经血逆流仍在所难免，现实中经血逆流的人群占有月经来潮人群的 70% ～ 90%。由此，循环往复的子宫内膜向腹腔内异位，囊肿迟早也会复发。

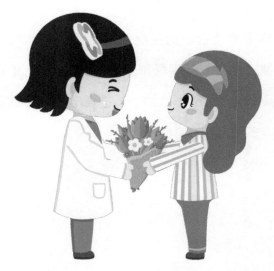

因此，对于罹患卵巢巧克力囊肿并且做过囊肿剥除手术的患者，医生会根据患者的病情制定用药和随诊方案，目的是减少复发和避免重复手术；患者按照医嘱要求定期复查并接受长期管理才能预防术后复发。

148. 卵巢巧克力囊肿手术后现已进入更年期，该如何进行治疗？

许多患者认为，进入围绝经期，卵巢功能逐渐衰竭，可以不用治疗。研究表明，年龄与子宫内膜异位囊肿癌变的风险呈正相关，因此进入围绝经期后的患者，更需要关注与子宫内膜异位症相关的肿瘤，警惕子宫内膜异位症癌变的风险。

子宫内膜异位症病灶被称为盆腔的"沙尘暴""不死的癌症"，这些名称通俗地说明了其具有类似恶性肿瘤的生物学行为，可以累及多个器官。同时，卵巢巧克力囊肿具有癌变的风险。

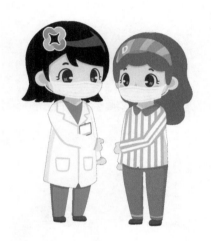

对于进入更年期的患者，即使在手术后也应特别警惕子宫内膜异位症癌变的风险。研究发现，卵巢巧克力囊肿癌变几乎占到了子宫内膜异位症癌变的 80%，常见的癌变类型包括透明细胞癌、卵巢子宫内膜样癌等。卵巢巧克力囊肿发生癌变时，通常表现为腹痛的节律改变、囊肿在短时间内迅速增长、血清 CA125 水平异常升高，以及影像学提示囊肿内有实性成分或者血流丰富等，这些都是癌变的风险因素。

因此，对于既往有卵巢巧克力囊肿的患者，进入更年期不能放松对卵巢巧克力囊肿复发和癌变的警惕。建议患者定期检查，监测病情的发展。检查内容除外常规的妇科检查，还应特别要告知医生自身的不适症状，医生会酌情开具相关实验室检查，包括 B 超、血清 CA125 等系列肿瘤标志物测定，必要时会增加 CT 或 MRI 检查协助诊断。

149. 子宫内膜异位症切除子宫和卵巢后还需要药物治疗吗？

原则上切除了卵巢的子宫内膜异位症患者，不需要再使用针对子宫内膜异位症病灶的药物治疗，但是否需要其他药物治疗，应依据患者的具体情况具体分析。

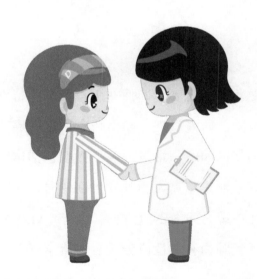

子宫内膜异位症是雌激素依赖性疾病，一般情况下，手术切除了卵巢，体内的雌激素水平就会降低，异位到体内的子宫内膜异位病灶失去雌激素的支持就不能够继续生长，病情也就得到了控制。但是，在临床上选择全子宫 + 双侧附件（双侧卵巢、输卵管）切除

手术的患者，通常是药物治疗无效或不愿意接受药物治疗的患者。
对于年轻、尚未到绝经年龄的患者，切除卵巢可能使更年期症状提
前出现，如潮热、盗汗、失眠，以及脾气暴躁、易怒等绝经期症状。
此外，还可能出现骨质疏松、泌尿生殖道萎缩等不适，一般情况下
是不选择这种治疗方式的。因此，只要卵巢存在，子宫内膜异位症
病灶就有复发的可能，患者需要药物治疗和接受长期管理。

150. 曾经有子宫内膜异位症绝经后还需定期复查吗？

对于既往患有子宫内膜异位症的患者，绝经后仍然需要定期
复查。

子宫内膜异位症是可能发生癌变的疾病，癌变的概率为 1% 左
右，最常见癌变的器官是卵巢，其他部位如阴道直肠隔、腹壁或会
阴切口子宫内膜异位症癌变较少。癌变的高危时期是围绝经期和绝
经后人群，因此，围绝经期和绝经后的子宫内膜异位症患者仍需要
定期复查，警惕子宫内膜异位症癌变的风险。

建议围绝经期子宫内膜异位症患者每 3 ~ 6 个月随访 1 次，
包括妇科检查、盆腔超声检查、卵巢肿瘤标志物（如血清 CA125、
CA199）等。绝经后可适当延长复查时间，但绝不可以掉以轻心，
不主动接受检查。癌变的过程是"静默"的，患者不会有任何感知，
等到出现临床不适症状时，病程往往已经不是早期。

151. 如果不治疗子宫内膜异位症会不会癌变？

据文献报道，子宫内膜异位症的癌变率大约为 1%，主要癌变的部位在卵巢，也有其他部位发生癌变，如阴道与直肠之间、腹壁或会阴切口处等。目前证据显示，子宫内膜异位症会增加卵巢癌的发病风险，主要为卵巢子宫内膜样癌和透明细胞癌，但原因不详。

对于保守治疗的患者，尤其是临近绝经或已经绝经的子宫内膜异位症女性，建议每 3 ～ 6 个月复查 1 次。若发生以下情况应警惕疾病发生癌变，建议积极接受手术治疗。

（1）子宫内膜异位症患者绝经后疼痛节律改变。

（2）卵巢囊肿过大、增长过快、直径＞ 10 cm。

（3）影像学检查发现卵巢囊肿内部有实性或乳头状结构，彩超检查发现病灶血流丰富，血流阻力低。

（4）血清 CA125 水平过高（＞ 200 U/L）。

子宫内膜异位症癌变对于不同年龄段、不同临床特点的患者，其表现是不同的，重视疾病的早期诊断和及时治疗是防止癌变的最好策略。

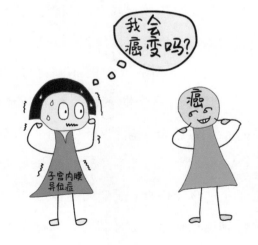

第篇2

子宫腺肌病

" 152. 子宫腺肌病是一种什么病？"

子宫腺肌病是子宫内膜和腺体侵入子宫肌层，生长、反复出血并由此造成的子宫肌层组织增厚、子宫体积增大，引起一系列不适症状的疾病。

通过以下比喻，可以形象地了解子宫腺肌病的发病过程：正常女性的子宫如同倒置的"梨"，梨核部位是子宫腔，梨肉部位是子宫肌层，梨皮是子宫外膜，即子宫浆膜层。子宫腺肌病就如同梨核里的梨籽从梨核里"入侵"到梨肉的部位，无数个梨籽都"入侵"到梨肉中就导致了梨的体积增大，梨的形态发生改变，这就是子宫腺肌病发病过程的形象描述。

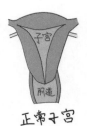

正常子宫

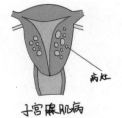

子宫腺肌病

现实中，子宫腺肌病发病过程极其复杂，发病机制非常深奥。迄今为止，子宫腺肌病的确切发病原因依然不清楚，子宫腺肌病可以说是"谜"一样的疾病。子宫腺肌病常见的临床症状是月经量增多、月经期延长、进行性加重的痛经或伴随腰酸、下腹坠胀等。由于子宫异常增大有可能影响生育，导致不孕症风险增加。同时，由于月经量增多，可能导致贫血等症状的发生。

子宫腺肌病常与子宫内膜异位症等疾病合并出现，在临床上这两种疾病被称为"姐妹病"。子宫腺肌病也常常与子宫肌瘤相互伴随，成为发生在子宫体上的、严重影响女性患者生活质量和生育功能的常见病、多发病。

153. 什么情况下容易患上子宫腺肌病？

子宫腺肌病的确切发病原因尚不清楚，但是，已经发现了罹患子宫腺肌病的一些诱因，有部分诱因可能是不少女性朋友都经历过的。

（1）在位子宫内膜的特质是发病的主导因素。与子宫内膜异位症的发病机制相似，子宫腺肌病也是由于子宫腔里的子宫内膜入侵到子宫腔以外（在子宫肌层）种植、生长，产生不适症状的疾病。理论上，在位子宫内膜（子宫腔里的内膜）的基因特质、遗传因素等是发病的主导因素。

（2）局部增高的雌激素和免疫微环境失调是发病的促进因素。研究发现，子宫腺肌病患者的子宫肌层组织中的雌激素水平升高，子宫腔内各种细胞因子的平衡被破坏，致使子宫腔免疫微环境紊乱等，这些复杂的免疫功能异常，促使子宫腔内膜向子宫肌层"侵犯"。

（3）子宫内膜－肌层交界区完整性被破坏。近年来，对于子宫腺肌病发病机制研究的重要突破就是发现了子宫腺肌病患者的子宫内膜－肌层交界区的完整性被破坏。正常情况下，子宫内膜与子宫肌层之间有一条特殊的解剖学区域，如同梨核与梨肉之间有一条分界线一样，这条分界线是阻挡子宫腔内膜入侵到子宫肌层的防线。通过高分辨的影像学分析发现，在子宫腺肌病患者的子宫内，子宫内膜－肌层交界区这道防线的连续性被破坏，为子宫内膜侵入到子宫肌层打开了"门户"，子宫内膜大量入侵子宫肌层并在肌层种植、生长，最后导致子宫腺肌病发生。

（4）人工流产、刮宫、妊娠分娩等都是子宫腺肌病的促发因素。能够引起子宫内膜－肌层交界区完整性破坏的因素包括子宫的异常收缩，各种因素对子宫内膜的损伤，如人工流产时刮宫，特别是多次人工流产，刮宫手术对子宫内膜的伤害最大。另外，妊娠分娩和各类子宫腔感染等，也会增加子宫内膜－肌层交界区完整性受损的风险。

由此可见，子宫腺肌病发病是由在位子宫内膜基因主导的、局部高雌激素与免疫微环境失调、损伤与感染等各种复杂因素相互交织引起的疾病。

154. 没怀过孕也会得子宫腺肌病吗?

是的, 没有怀孕、生育的年轻女性也有罹患子宫腺肌病的风险。研究发现, 子宫腺肌病发病有年轻化趋势, 发生子宫腺肌病的未婚未育患者不在少数。

通常情况下, 子宫腺肌病多发生于 30 ～ 50 岁已经生育过的人群。既往研究提示, 与子宫腺肌病发病密切相关的因素中, 如多次人工流产与刮宫手术、多次妊娠与分娩等有可能造成子宫内膜－肌层损伤, 可能为子宫内膜侵入子宫肌层打开了"门户"; 但是, 这些只是原因之一, 局部高雌激素与免疫微环境紊乱、遗传因素等也在子宫腺肌病发病中占有重要作用。

没有怀过孕可能是降低子宫腺肌病发病的保护性因素, 但并不是决定性因素, 没有怀过孕, 也没有任何子宫腔手术史的人群, 与子宫腺肌病患者人群相比, 罹患子宫腺肌病的概率可能是较低的。

随着子宫腺肌病的年轻化趋势, 一些年轻的、尚未生育的复杂病例出现, 引起临床医生更多关注子宫腺肌病。研究子宫腺肌病, 需要从源头上找出发病的原因, 从而进行有效的预防和治疗。

155. 子宫腺肌病与遗传有关吗？

　　子宫腺肌病是好发于育龄期女性的常见疾病，其发病机制尚不清楚，但可以明确，目前医学上并没有直接证据表明子宫腺肌病是遗传性疾病。

　　临床中发现，子宫腺肌病似乎与遗传有关联。例如，母亲患子宫腺肌病，下一代发生子宫腺肌病的概率会较普通人群增高；同卵双生的双胞胎中，其中一个患有子宫腺肌病，另外一个罹患本病的概率也会显著升高。尽管有部分患者表现出家族遗传倾向，但是不会像其他的遗传病那样，可以明确诊断与某个或某些基因相关联。

　　综上所述，子宫腺肌病不像其他遗传性疾病那样具有明确的遗传特征，但是家庭成员中的直系亲属如母亲或姐妹中有人患病时，其本人罹患子宫腺肌病的概率会较普通人群增高。

156. 38 岁做过 4 次人工流产，近 2 年痛经特别厉害，有可能是子宫腺肌病吗？

　　这种情况很有可能是子宫腺肌病。研究表明，子宫腺肌病多发生于 30 ～ 50 岁的经产女性，而且越来越多的证据表明子宫腺肌病与宫腔操作史有关。如果进行过多次人工流产、有刮宫等对子宫内膜有伤害的操作手术史，子宫内膜和肌层之间结合带的屏障作用就会减弱，从而导致内膜侵犯肌层的可能性增加。此类患者罹患子宫腺肌病的概率有可能会比没有宫腔操作史的女性高。

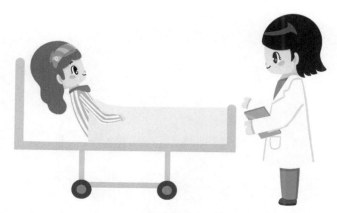

与此同时，由于子宫腺肌病的主要症状是月经量增加，经期延长并伴有逐渐加重的进行性痛经。痛经可能是由于子宫肌层过度蠕动（异常收缩）导致的。本例患者如果近 2 年出现痛经特别严重的情况，建议及时到医院进行详细检查，通过妇科检查可以明确子宫是否增大或者局限性隆起，超声检查判断子宫内膜－肌层结合带是否中断或有异常回声等改变，便于医生综合分析做出子宫腺肌病诊断。

157. 有经期同房史和多次人工流产手术史，会导致子宫腺肌病吗？

月经期同房史和人工流产手术史都是引起子宫腺肌病的高危因素。

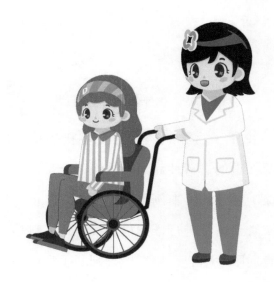

首先，子宫腺肌病的病因是复杂的。同房时会引起子宫平滑肌的收缩，在月经期这种收缩会加重经血逆流进入盆腹腔内，不仅会增加子宫内膜异位症的风险，亦有可能使在位子宫内膜突破子宫内膜 - 肌层交界区入侵到子宫肌层。其次，月经期同房也是女性生殖道感染的重要诱因。月经期同房时，双方生殖器所携带的细菌很容易沿生殖道上行进入子宫腔和盆腹腔导致感染，并且，由于月经期女性的盆腔处于充血状态，血流淤滞有利于细菌的生长繁殖，造成各种生殖器官的炎症。

临床研究证实，人工流产手术史与子宫腺肌病的发生是有关联的，特别是有多次人工流产手术史的人群，子宫腺肌病的发病风险更高。文献报道，有人工流产史的女性罹患子宫腺肌病的风险增加62.7%。这可能与反复人工流产手术对子宫内膜和子宫内膜 – 肌层结合带的损伤有关，这种损伤可能为子宫内膜入侵子宫肌层打开了"门户"，从而导致并加速了子宫腺肌病的发生。

> **158.** 子宫腺肌病会引起月经量增多吗？会造成贫血吗？

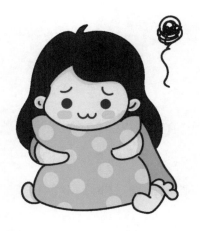

子宫腺肌病的主要症状之一就是月经量增多。如果长期没有治疗干预，很可能造成贫血。

子宫腺肌病主要症状是月经量过多、经期延长和逐渐加重的进行性痛经。因为子宫腺肌病患者的子宫体积比正常人大，子宫腔面积也增大，月经期间子宫内膜会剥脱出血，子宫腺肌病患者由于具有较大面积的子宫内膜剥脱导致出血量也会随之增加。

患有子宫腺肌病的女性，由于月经量多、月经持续时间长，如果长时间没有引起重视和积极治疗，就有可能引发贫血，出现头晕、乏力、嗜睡等症状。因此，失血性贫血也是子宫腺肌病的常见并发症，门诊医生在接诊子宫腺肌病患者时，也应格外关注其是否伴有贫血的情况。

对于出现贫血症状的患者，往往说明子宫腺肌病长期没有进行治疗，或者合并有其他子宫疾病，如子宫肌瘤等，这种情况需要患者及时就医，明确诊断并进行相应治疗。

159. 近期总有尿频症状且去医院检查说是子宫腺肌病，为什么会引起尿频呢？

引起尿频症状的原因很多，子宫体积增大压迫膀胱是引起尿频症状的原因之一。子宫腺肌病患者均有不同程度的子宫体积增大，依据子宫内膜对子宫肌层的侵犯部位和程度，增大的子宫可以呈"球形"或"不规则形"等，此时，如果增大的子宫体积靠近膀胱，就可能压迫膀胱引起排尿次数增多。因此，尿频是子宫腺肌病患者子宫体积增大的临床表现之一。

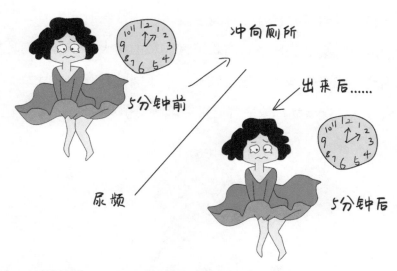

由于子宫体积增大引起排尿次数增多同时合并尿急、尿痛或血尿等症状时，应及时就医检查，与泌尿系感染引起的症状相鉴别并进行相应治疗。此外，如果子宫腺肌病患者病灶主要集中在子宫肌壁的后方，也有可能压迫直肠，引起便秘等症状。这些情况均提示患者需要到医院就诊，尽快查明原因，进行有效治疗。

160. 想要宝宝但有子宫腺肌病，会影响生育吗？

子宫腺肌病会对生育产生不利影响，但并非不能生育。

痛经症状不明显、月经规律、月经量也正常的子宫腺肌病患者，通常不会影响怀孕。临床医生常常建议患者积极备孕，怀孕后，孕激素水平升高，有助于延缓子宫腺肌病的病情发展。痛经症状严重、子宫体积增大明显并且合并月经量过多的子宫腺肌病患者，发生不孕症的风险将会显著增加。随着子宫体积的增大，子宫腔内环境和子宫内膜的容受性均发生异常改变。由于病灶存在，会导致子宫肌壁异常收缩，这些病理改变都有可能影响受孕。

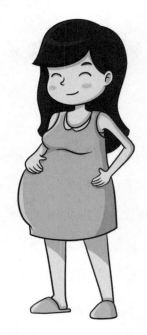

年龄和卵巢功能是怀孕的必要保障。卵巢的功能状态通常以35岁为界，>35岁，卵巢功能呈"折棍状"下降，即下降速度特别快，这也是影响患者生育能力的重要指标。

因此，针对患病程度和年龄阶段不同的患者，备孕的要求和策略各有不同。对于有自然受孕能力和机会的患者，鼓励积极备孕，争取自然受孕；对于子宫体积较大的患者，酌情使用药物治疗，抑制子宫腺肌病病灶生长，缩小子宫体积；对于卵巢功能降低的患者，应尽快考虑辅助生殖技术，通过助孕技术有机会成功怀孕。

161. 子宫腺肌病会影响试管婴儿的成功率吗？

子宫腺肌病患者试管婴儿的成功率较正常人群降低。

子宫腺肌病患者通过试管婴儿助孕时，成功的概率与子宫腺肌病病灶的大小、位置、子宫体积等均有关系。如果子宫腺肌病程度较轻，试管婴儿成功率则较高，若腺肌病比较严重，试管婴儿成功率也会随之降低。在选择试管婴儿助孕之前，建议患者先使用药物抑制子宫腺肌病病灶并缩小子宫体积，使其恢复或接近正常子宫大小后再进行试管婴儿的操作程序，以提高助孕成功率。对于症状严重、子宫体积较大、经药物治疗无效的患者，通常建议先进行手术治疗，后续再尝试进行试管婴儿助孕。否则即使助孕成功，怀孕后自然流产的风险也较高。

此外，子宫腺肌病患者进行试管婴儿助孕，应尽量在 35 岁之前进行，因为试管婴儿的成功率与患者年龄有很大关系，子宫腺肌病患者年龄越大，卵巢的储备功能就越差，试管婴儿的成功率也就越小。

总之，应按照专科医生的建议和意见接受相应的助孕方式，在备孕过程中患者应保持良好的心态，注意调节饮食和规律生活，也有助于提高试管婴儿的成功率。

162. 49 岁患有子宫腺肌病但没有什么不适症状，需要注意什么？

　　女性到了这个年龄已经处于围绝经期状态，即使没有不适症状，也需要定期进行检查。进入围绝经期的女性，会伴有月经不规律、月经稀发或月经量减少。如果子宫腺肌病症状较轻，超声提示病灶较小，可以定期复查，动态观察病情变化。如果子宫体积较大，或子宫腺肌病病灶较大，在排除癌变的前提下可以使用药物治疗，如促性腺激素释放激素激动剂或者孕激素制剂，用于抑制子宫腺肌病病灶发展。需要注意的是，使用 GnRH-a 可能会导致雌激素水平进一步降低，加重围绝经期低雌激素症状，如潮热、多汗、阴道干燥、性欲下降、情绪波动、睡眠质量差、易怒等，需要医生给予评估，对于疾病程度严重的患者，需要进行反向添加治疗。

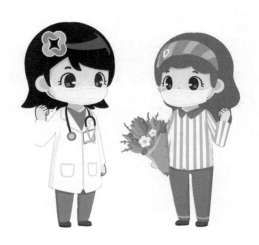

对于药物治疗无效或子宫体积进行性增大的患者，应考虑行全子宫切除术＋双侧输卵管切除手术，以避免子宫腺肌病病灶给患者带来的危害。

163. 子宫腺肌瘤和子宫肌瘤是一回事吗？

子宫腺肌瘤和子宫肌瘤不是一回事，但是这两种疾病经常同时伴随。本质上，子宫腺肌瘤是子宫腺肌病的一种表现形式，是子宫内膜入侵到子宫肌层引起的局灶性子宫体积增大，病灶相对集中，但与子宫肌壁没有明确分界，可以在局部形成瘤样隆起，故称子宫腺肌病。而子宫肌瘤则是子宫平滑肌组织增生所致的子宫体积增大，瘤体与子宫肌壁间有明确分界。尽管两种疾病都表现为子宫体积的增大，但两者的组织病理学基础是不同的。

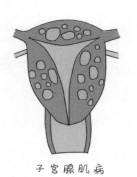
子宫腺肌病

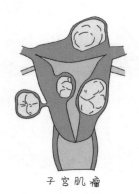
子宫肌瘤

子宫肌瘤是常见的妇科良性肿瘤，一般情况下肌瘤组织与子宫肌层组织有明显的分界，手术中可以把肌瘤瘤体从子宫肌层中剔除；而子宫腺肌瘤虽然也是局灶性病灶，但子宫腺肌病病灶与子宫肌层组织之间没有明显界限，手术中不能完整剔除腺肌瘤病灶，故子宫腺肌瘤术后复发概率较子宫肌瘤高。

从临床表现上，子宫肌瘤可以引起经量增多、经期延长、白带增加等症状，体积较大的肌瘤还可能压迫膀胱或直肠，引起尿频、排尿困难或者便秘等症状。而子宫腺肌瘤常表现为继发性痛经，并且呈进行性加重，同时子宫体积会增大，往往伴有月经量增多、经期延长等症状。

" 164. 子宫腺肌病需要做什么检查来诊断呢？ "

与其他疾病一样，子宫腺肌病患者的临床诊断也需要经过病史采集、妇科检查、相关辅助化验及影像学结果，综合分析做出诊断。

（1）病史采集：患者就诊时，需要向接诊医生讲述就诊原因，即为什么来找医生看病，主要的痛苦和不适症状是什么、经历的时间、伴随的症状、是否经过相应处理及疗效等。与此同时，对于子宫疾病来说，患者还要讲述与之相关的妊娠与分娩史，如是否有人工流产、刮宫及其他宫腔内操作史；是否有子宫手术史，如子宫肌瘤剔除术、剖宫产术等；是否合并生殖道畸形，如纵隔子宫等；是否有其他全身疾病，如红斑狼疮、高泌乳素血症等。针对子宫腺肌病造成的不适症状，需要向接诊医生重点讲述。例如，是否有痛经及进行性加重；月经周期与月经量是否正常；有生育要求也未避孕但没有怀孕的时间有多长（正常夫妻生活 1 年未孕，临床诊断为不孕症）。

（2）妇科检查：是专科医生做出临床诊断的重要依据，通过妇科检查，可以了解子宫大小、形状、活动与否，以及与周围器官的关系等。同时，也可以了解双侧卵巢的情况，直肠子宫陷凹是否触及质硬结节及压痛等。

（3）影像学检查：B 型超声检查方便、经济、可重复操作，是诊断子宫腺肌病的首选诊断方式。经阴道超声检查较腹部超声的特异性和敏感性高，但依赖超声操作者的经验。当盆腔病变复杂时，也可以选择 MRI 诊断，其优点是可以清晰显示病灶结构及与周围器官关系、图像直观、不依赖操作者的经验等。

（4）实验室检查：通过血液常规检查，了解是否合并贫血、血清 CA125 水平是否升高，可以在一定程度上反映子宫腺肌病的存在，但是，CA125 水平不具有特异性诊断参考，在有其他一些炎性疾病及卵巢肿瘤时都有可能升高。

165. 血清 CA125 水平是正常的为什么医生诊断我患子宫腺肌病？

血清 CA125 水平只是作为子宫腺肌病临床诊断的参考指标，并非特异性指标。首先了解一下 CA125 是什么指标。CA125 来源于胚胎发育时期的体腔上皮，又称癌抗原 125，可以在正常的细胞或某些恶性肿瘤血清中检测到。健康女性的生殖系统中仅仅含有少量的 CA125，血清中检测数值 < 35 U/mL。部分患有子宫腺肌病的患者可能会升高，但只是较正常人轻微升高，合并子宫内膜异位症或盆腔炎症疾病时，CA125 水平升高更明显。此外，在卵巢上皮性肿瘤及部分结肠癌、胃癌等消化系统肿瘤患者中也可能升高。

　　需要注意的是，由于 CA125 水平的变化范围很大，检测值从正常到部分恶性肿瘤，再到盆腹腔的炎症性疾病等，都有可能升高，所以 CA125 诊断子宫腺肌病的特异性并不高，并不是独立的诊断依据。临床上，当 CA125 水平正常时，也不能排除子宫腺肌病的可能。需要结合临床表现、妇科检查、B 超或 MRI 等影像学技术综合判断。

166. 子宫腺肌病患者怀孕后要注意什么？会引起流产吗？

　　子宫腺肌病患者怀孕后流产的风险会增加。

　　子宫腺肌病对生育力的影响表现在两个方面：①子宫体积异常增大，肌层显著增厚、变硬、弹性变差，增大的子宫蠕动异常，会影响卵子、精子和胚胎的输送与着床，即使胚胎能够着床也会影响胚胎的生长发育，引起流产。②子宫腔内环境被破坏，产生或消除自由基的酶过度表达，导致自由基水平异常，可能危及早期胚胎着床和胚胎发育，导致流产。不仅如此，当子宫腺肌病合并子宫肌瘤时，还可能破坏子宫腔形态,致使受精卵着床困难,或者受精卵发育停滞,引起流产。

因此,子宫腺肌病患者怀孕早期要及时到医院建档并定期检查,了解胚胎发育情况。对于孕中期、孕晚期的子宫腺肌病患者,随着胎儿的快速生长,子宫体积不断增大,但子宫肌层的伸缩性(弹性)差,再加之侵入肌层的子宫内膜具有合成前列腺素的作用并会使其局部水平升高,可能导致子宫激惹和诱发子宫收缩,引发孕晚期流产或早产等产科并发症。

综上,子宫腺肌病患者怀孕的早期、中期、晚期均应提高自我保健意识,进行全面的孕期保健和随诊管理;同时,要避免剧烈运动和繁重的体力劳动,加强营养,保证顺利度过孕期。

167. 子宫腺肌病患者应该选择顺产还是剖宫产呢?

分娩方式的选择需要结合胎儿大小、胎方位、胎盘位置、孕妇骨盆测量、是否合并子宫腺肌瘤与子宫肌瘤、瘤体的大小和部位,以及既往是否有子宫手术史等因素进行综合评估决定。

对于有子宫腺肌病病灶切除手术史的患者,由于正常子宫肌层结构的破坏,子宫肌纤维收缩障碍,降低了子宫的抗拉强度,增加了分娩期间子宫破裂的风险,适时终止妊娠和采取剖宫产结束分娩是预防子宫破裂的重要措施。

　　由于缺乏系统的资料和经验，剖宫产似乎是目前经手术治疗后子宫腺肌病孕妇预防子宫破裂的常规选择。需要注意的是，无论有无子宫腺肌病病灶切除手术史，子宫腺肌病患者都会在分娩期由于增大的子宫肌层弹性差、子宫收缩能力差，而容易发生产后出血，严重者可能出现产后大量出血，甚至危及生命。

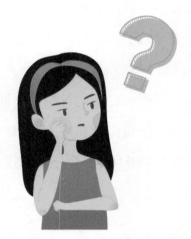

　　因此，为了保证患者分娩时母子安全，应结合患者自身条件与胎儿的具体情况，由专科医生进行综合分析评估，选择最安全的分娩方式。

168. 子宫腺肌病会癌变吗？

　　子宫腺肌病有可能会癌变，但是发生率很低。

　　子宫腺肌病与子宫内膜异位症因为病灶部位存在具有生长功能的子宫内膜，所以有一定的癌变概率。临床上，卵巢型子宫内膜异位症发生癌变的概率为 1% ～ 3%。子宫腺肌病与卵巢型子宫内膜异位症相比，癌变概率更低。子宫腺肌病在某些方面可表现出恶性肿瘤的特征，如血管生成与侵袭行为，所以从理论上讲是具有癌变潜能的，但临床病例中实属罕见。

癌变多见于绝经后妇女，癌变的病理类型以子宫内膜样腺癌居多，发病机制尚不明确，可能与平滑肌细胞异常增生、高雌激素状态、雌孕激素受体、代谢酶的异常、基因突变及表观遗传学等有关。由于子宫腺肌病癌变时临床症状无特异性，所以早期诊断困难，目前主要依靠手术后组织病理学明确诊断。

因此，若绝经后子宫腺肌病仍有持续增长趋势或存在病灶周边血流丰富的情况，应警惕癌变的可能，及早进行手术干预。

169. 子宫腺肌病可以药物治疗吗？都有哪些药物呢？

子宫腺肌病可以使用药物治疗。由于子宫腺肌病与子宫内膜异位症具有相同的发病特征，同时又是相互伴发的疾病，在药物治疗选择上大致相同。

子宫腺肌病药物治疗的目的是缓解疼痛与抑制疾病进展、减少出血和纠正贫血、缩小子宫体积与促进生育。对于

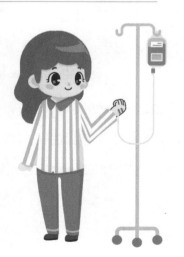

子宫腺肌病患者，药物治疗需要坚持与长期管理。临床常用的药物主要有以下几类。

（1）高效孕激素类：一方面通过抑制子宫内膜增生，使异位的子宫内膜萎缩，起到缓解痛经的作用；另一方面通过对下丘脑-垂体-卵巢轴的抑制作用，对异位内膜发挥作用。近年来新上市的地诺孕素，就是一种新型合成的孕激素，通过中枢和外周双重机制治疗子宫腺肌病，不良反应小，可以长期服用。此外，左炔诺孕酮宫内缓释系统可通过支架将药物放置到子宫腔内，使其缓慢持续缓释左炔诺孕酮长达5年之久，对子宫腺肌病相关性痛经、慢性盆腔痛、月经量过多均有抑制作用。有报道称其对子宫腺肌病的治疗效果优于复方口服避孕药，对于短期内无生育要求或不愿意接受长期口服药物的患者，可以酌情选择使用。

（2）GnRH-a：通过抑制下丘脑-垂体-卵巢轴，抑制卵巢内分泌功能，使体内的雌激素和孕激素水平降低，进而达到抑制异位子宫内膜生长的目的，可以有效、快速缓解疼痛，治疗月经量过多与缩小子宫体积，尤其适合用于子宫体积过大、合并贫血的患者，以及手术患者的术前预处理与术后巩固治疗等。

（3）短效口服避孕药类：通过抑制排卵、减少性激素的分泌，起到减轻疼痛的目的。适合年轻、暂时无生育要求、伴有月经过多或月经紊乱等症状的子宫腺肌病患者，不良反应相对较小，对于没有药物使用禁忌证的患者可以在医生指导下长期应用。

（4）中医中药类：通过活血逐瘀、阻断异位内膜生长等作用实现缓解痛经等不适症状的目的。但中医治疗子宫腺肌病需要辨证施治，针对患者具体情况调整用药方案。

170. 药物治疗子宫腺肌病有不良反应吗？需要服用多久？

药物治疗都可能有一定的不良反应，但是，根据患者的疾病情况和身体状况，可以选择有针对性的药物，最大限度地发挥药物的治疗作用，减少药物不良反应。治疗子宫腺肌病的药物需要长期服用，患者要了解不同药物常见的不良反应，做好用药期间的自我防护，出现异常情况时，及时到医院就医。做到早期诊断并及时治疗。

常见的药物不良反应主要有以下几个方面。

（1）孕激素类药物常见的不良反应是不规则出血或月经量减少甚至闭经，少数患者可能出现体重增加、头痛、乳房胀痛等不适症状。但是在治疗剂量中，这类药物的不良反应比较轻微，大部分患者可以耐受并坚持长期服用。

（2）左炔诺孕酮宫内缓释系统也属于孕激素类药物，是将药物通过支架载入放置到患者的子宫腔内，通过药物缓慢释放发挥治疗作用，药物有效时间可持续 5 年。左炔诺孕酮宫内缓释系统放置期间可能发生阴道淋漓出血、闭经等月经改变的症状，有些患者由于子宫体积过大可能发生支架脱落或下移的风险，因此，放置该缓释系统之前，应充分告知并征得患者同意，同时要完善相关检查。

（3）GnRH-a的不良反应主要是低雌激素引起的绝经相关症状，如潮热、出汗、阴道干燥、性欲降低、失眠、抑郁等，长期使用有可能出现骨质丢失的风险。可以采取适当补钙、联合调节、反向添加等措施，提高患者的依从性。

（4）口服避孕药类的不良反应相对较少，偶有消化道或肝功能异常的表现。但是，对于40岁以上或有高危因素（如糖尿病、高血压、高脂血症等）的患者，使用时应慎重，需警惕血栓形成与血栓栓塞的风险。

（5）非甾体抗炎药是一类止痛药物，不能作为子宫腺肌病的长期用药。不良反应主要是胃肠道反应，偶有肝、肾功能异常。长期应用需警惕胃溃疡、十二指肠溃疡的风险。

171. 子宫腺肌病什么时候做手术？

子宫腺肌病是子宫内膜腺体和间质侵入子宫肌层，形成弥漫或局限性的病变，致使子宫体积异常增大的常见妇科疾病。主要临床表现为：痛经并呈进行性加重、月经量增多、经期延长、子宫增大及不孕不育症。

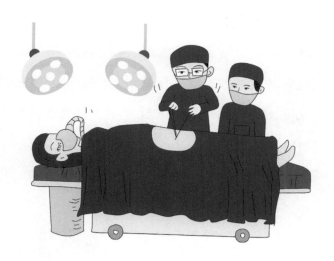

　　子宫腺肌病的治疗手段较多，手术治疗是子宫腺肌病的重要组成部分。当子宫腺肌病患者子宫体积较大或是痛经严重、药物治疗效果差，抑或是患者月经量过多引起贫血，甚至贫血难以纠正时，可采用手术治疗。手术治疗方案主要包括全子宫切除手术、子宫腺肌病病灶切除术、子宫动脉介入栓塞治疗，以及高强度聚焦超声消融治疗等。具体需要根据病灶体积大小、患者的年龄，以及患者自身意愿等因素制定个体化手术方案。

172. 子宫腺肌病手术治疗一定要切除子宫吗？

　　子宫腺肌病手术治疗不一定要切除子宫，临床上有多种保留子宫的治疗方法可供选择，但是，对于子宫腺肌病来说，不切除子宫的手术均有手术后复发的风险。

保留子宫的手术方法适应于年轻、尚未生育或仍有生育要求的患者，或者具有强烈保留子宫的意愿、临床症状不严重、通过药物治疗可以控制病情发展的患者。保留子宫的手术方法主要包括子宫腺肌病病灶切除术、子宫动脉介入栓塞术或者高强度聚焦超声消融（HIFU）手术。

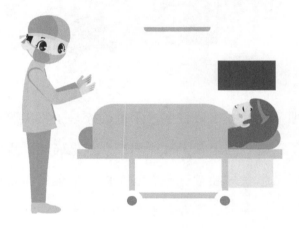

切除子宫的手术方法适应于年长、无生育要求、月经量多导致贫血或药物治疗无效的患者。主要手术方法为切除全子宫和（或）双侧输卵管切除术，卵巢是否保留应根据卵巢是否存在病变或者卵巢功能是否正常，以及患者的年龄综合评估决定。

需要强调的是，保留子宫的腺肌病病灶切除手术的患者，术后有复发的风险，因此需要药物治疗和长期管理，以预防疾病复发。

173. 子宫腺肌病做了病灶切除是否还需要继续治疗？

子宫腺肌病做了病灶切除手术后仍需继续进行药物治疗。因为子宫腺肌病病灶呈弥漫性生长，与正常子宫肌层组织没有明确分界，手术不能将所有病灶切除干净，只要保留子宫，残留的病灶就有可能继续生长致使疾病复发。目前针对子宫腺肌病采用的保留子宫的手术＋药物治疗＋长期管理的治疗模式已在临床广泛应用。

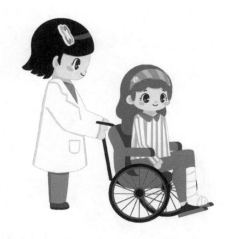

子宫腺肌病手术后联合使用的药物主要包括：GnRH-a 类、孕激素类与左炔诺孕酮宫内缓释系统及口服避孕药类等。应按照医生的指导和医嘱要求选择药物。在接受药物治疗的同时，一定要坚持长期服药和定期随诊，医生会根据具体情况随时调整药物方案，达到控制疾病复发的目的。

> ### *174.* 患子宫腺肌病痛经太严重了，吃止痛药不管用怎么办？

子宫腺肌病患者服用止痛药物不能缓解症状时，应考虑疾病进展状态或是否合并其他引起疼痛的疾病，应及时到医院检查并接受相应治疗。

前面已经提到子宫腺肌病的各种治疗方法，如果患者年轻，尚未生育或者仍有生育要求，或者不愿意切除子宫，可以选择治疗子宫腺肌病的药物治疗。市面上出售的单纯止痛药物不能作为子宫腺肌病的长期用药，可以有效缓解子宫腺肌病痛经的药物主要是孕激素类、GnRH-a 类和短效口服避孕类药物。经过这些药物的规范治疗仍然无效，则应该考虑手术治疗。

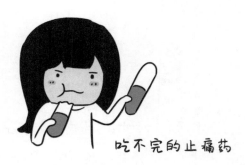

吃不完的止痛药

如果患者已经进入更年期或年龄 ≥ 45 岁，则可以选择全子宫切除手术治疗，手术切除范围一般包括全子宫和双侧输卵管，双侧卵巢保留与否要综合评估卵巢功能、是否合并卵巢病变、合并存在重度子宫内膜异位症，如深部浸润型子宫内膜异位症等情况再决定。

　　无论选择药物治疗或者手术治疗，或是保留子宫的腺肌病病灶切除手术或者全子宫切除手术，都需要经过专科医生的全面检查评估，听取医生的建议后再做决定。

175. 患子宫腺肌病想要孩子，可以选择海扶刀治疗吗？

　　关于海扶刀治疗对尚未生育或有生育要求患者的生育功能是否产生影响，目前长期临床报道不多，需要综合评估并保持慎重态度。

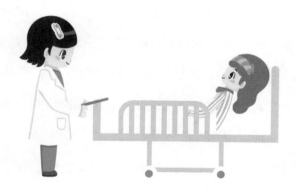

　　海扶刀治疗全名为高强度聚焦超声治疗，是一种新型的包括肿瘤在内的无创治疗方法。其治疗原理是利用超声波良好的穿透性和可聚焦性的特点，利用特殊的转换器将超声波自体外聚焦于体内病灶的靶区域上，使病灶区域的组织温度骤升至 65 ℃以上产生热效应，进而使病变区域组织细胞发生凝固性坏死，同时产生空化效应及机

械效应，以达到不损伤周围组织但破坏病灶的效果。

通过海扶刀治疗无生育需求的子宫腺肌病已有临床病例报道，其安全性和有效性已经得到证实。但是，海扶刀治疗子宫腺肌病患者术后妊娠及分娩的报道不多，相关研究均为小样本或单中心报道。

海扶刀治疗对有生育要求的子宫腺肌病患者后续妊娠的影响仍需要多中心、大样本临床研究，以明确其对受孕和孕产期是否存在影响。

176. 患子宫腺肌病上了含激素的避孕环，绝经后需要取出吗？

绝经后放置在子宫腔内的避孕环或支架装置均应及时取出。

女性进入更年期后，卵巢功能开始慢慢衰退，进入绝经期后，预示着卵巢功能衰退。此时，随着体内雌激素水平逐渐下降，生殖器官也随之逐渐退化并萎缩。一般情况下，绝经以后子宫体积是缩小比较明显的器官。避孕环是根据子宫的大小和子宫腔的深度放置的，随着子宫的萎缩，避孕环有可能嵌入子宫肌壁，引起腰骶部酸痛、下坠及白带异常等不适症状，严重者还可能发生避孕环嵌顿、移位、感染及子宫腔积脓等危害。

因此，绝经后应及时到医院检查并按照医生的建议择时取出子宫腔内的避孕装置。

177. 子宫腺肌病患者已经绝经 2 年了还需要复查吗？需要复查哪些指标？

绝经预示着卵巢功能衰退，体内雌激素水平降低，生殖器官萎缩。绝经后来自卵巢分泌的雌激素降低了，不能再刺激子宫内膜增生，就不再有月经周期了。但是，体内除了卵巢能够分泌雌激素以外，肾上腺也会分泌一定的雌激素，作用于子宫腔或子宫腔以外的异位子宫内膜并使之增生，如肾上腺肿瘤可能引起肾上腺的分泌功能异常。除此以外，体格肥胖的患者，外周脂肪也能够通过体内复杂的转化机制产生雌激素或雌激素样效应，持续对子宫内膜发挥作用。

因此，绝经后如果子宫腺肌病患者的子宫体积没有随着绝经缩小，甚至继续增大、痛经症状没有改善或者加重等，应警惕子宫腺肌病发生癌变的风险，及时到医院就医检查。常规的检查项目包括妇科检查、B 超检查、MRI 检查及血清 CA125 水平等，在此基础上，医生也会根据具体情况酌情增加相应的检查项目。

178. 子宫腺肌病有饮食禁忌吗？

子宫腺肌病是雌激素依赖性疾病，其发病机制与饮食无关，也不存在因为疾病而需要禁忌的食物。临床研究表明，饮食调养对控制疾病发展和改善临床症状没有明显效果。但是，合理的食物搭配和规律的生活方式对保持身体健康、增强机体免疫功能和减少疾病发生是有帮助的。

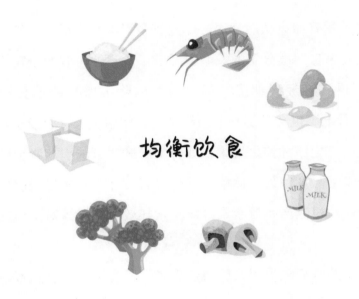

生活中需要养成良好的饮食习惯，保持饮食均衡和营养多样化，食用新鲜蔬菜、水果、鸡、鱼、蛋类和矿物质等；月经期尽量少喝咖啡，因为月经期盆腔充血致血流淤滞，而咖啡有阻碍血管收缩和血液循环的作用，可能加重下腹坠胀或身体发冷等不适症状，甚至会导致经期不调；吸烟也容易影响血管的收缩，子宫腺肌病患者应尽量减少和控制；另外就是忌食辛辣和生冷类食物，减少消化道疾病的发生。